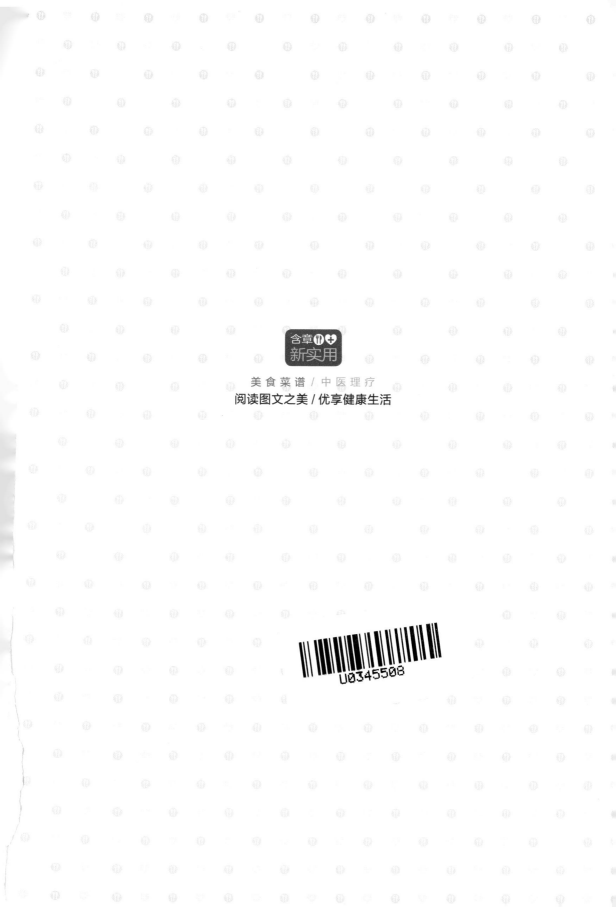

含章 🎀

新实用

美食菜谱 / 中医理疗

阅读图文之美 / 优享健康生活

U0345508

图解

# 小疗法大健康
## 一学就会

于雅婷　高海波　主编

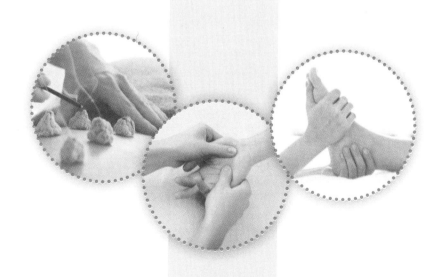

江苏凤凰科学技术出版社

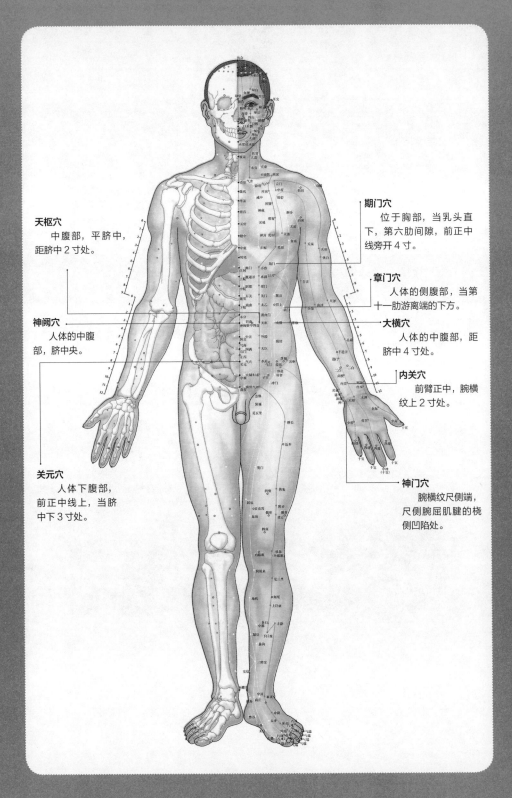

**天枢穴**
　　中腹部，平脐中，距脐中 2 寸处。

**神阙穴**
　　人体的中腹部，脐中央。

**关元穴**
　　人体下腹部，前正中线上，当脐中下 3 寸处。

**期门穴**
　　位于胸部，当乳头直下，第六肋间隙，前正中线旁开 4 寸。

**章门穴**
　　人体的侧腹部，当第十一肋游离端的下方。

**大横穴**
　　人体的中腹部，距脐中 4 寸处。

**内关穴**
　　前臂正中，腕横纹上 2 寸处。

**神门穴**
　　腕横纹尺侧端，尺侧腕屈肌腱的桡侧凹陷处。

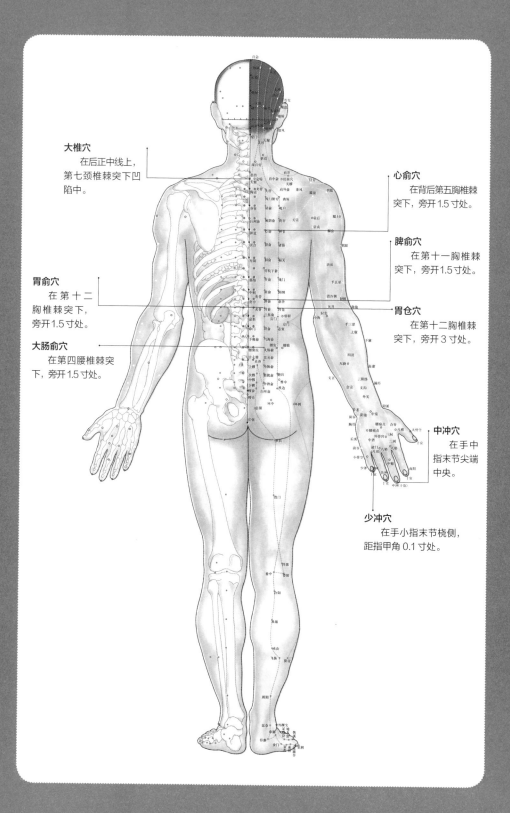

**大椎穴**
　　在后正中线上，第七颈椎棘突下凹陷中。

**胃俞穴**
　　在第十二胸椎棘突下，旁开1.5寸处。

**大肠俞穴**
　　在第四腰椎棘突下，旁开1.5寸处。

**心俞穴**
　　在背后第五胸椎棘突下，旁开1.5寸处。

**脾俞穴**
　　在第十一胸椎棘突下，旁开1.5寸处。

**胃仓穴**
　　在第十二胸椎棘突下，旁开3寸处。

**中冲穴**
　　在手中指末节尖端中央。

**少冲穴**
　　在手小指末节桡侧，距指甲角0.1寸处。

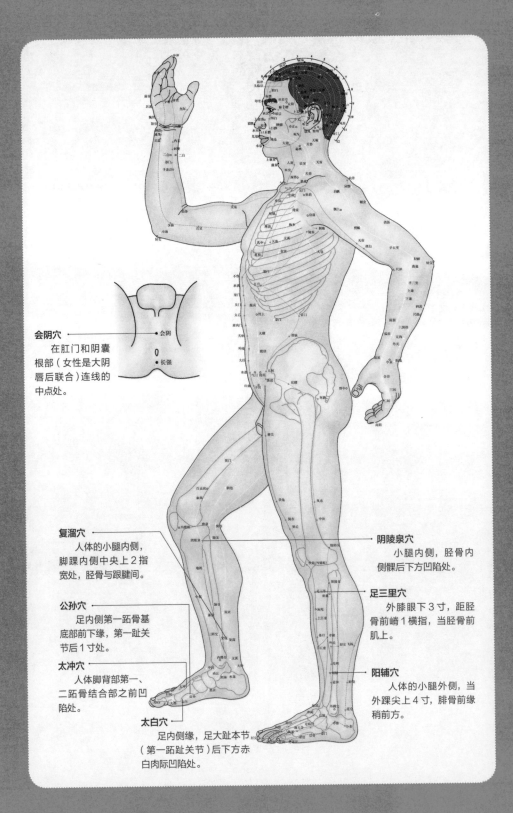

**会阴穴**
在肛门和阴囊根部（女性是大阴唇后联合）连线的中点处。

**复溜穴**
人体的小腿内侧，脚踝内侧中央上2指宽处，胫骨与跟腱间。

**公孙穴**
足内侧第一跖骨基底部前下缘，第一趾关节后1寸处。

**太冲穴**
人体脚背部第一、二跖骨结合部之前凹陷处。

**太白穴**
足内侧缘，足大趾本节（第一跖趾关节）后下方赤白肉际凹陷处。

**阴陵泉穴**
小腿内侧，胫骨内侧髁后下方凹陷处。

**足三里穴**
外膝眼下3寸，距胫骨前嵴1横指，当胫骨前肌上。

**阳辅穴**
人体的小腿外侧，当外踝尖上4寸，腓骨前缘稍前方。

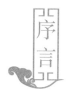
# 用对小疗法 换来大健康

从古至今，健康长寿都是人们追求的目标。随着社会压力的增大、生活节奏加快、环境污染加剧，人们受到越来越多的致病因素的威胁，即使加以防护，还是难免会患上一些小病痛。这些生活中常见的小病痛，其实运用一些简单、实用的中医小疗法就可以得到轻松缓解。

中医学是我国独特的一门医学体系，是几千年来人们预防、治疗疾病、保健、康复的重要方法，也是中国传统文化的重要组成部分。随着社会的进步、现代医学的发展，中医学仍然有着不可取代的重要地位，很多人在生病后也愿意去中医院诊治、服用中药，运用中医疗法来治疗常见疾病。

中医疗法具有简单易行、疗效显著、安全可靠、治疗范围广泛等特点，常见的中医疗法有按摩、刮痧、拔罐、贴敷、艾灸、针灸、耳压、足疗、食疗等。按摩疗法就是根据个人的具体情况，通过按摩者运用特定的手法作用于体表相应的经络、穴位、痛点上来防治疾病的一种方法。刮痧就是用手指或各种边缘光滑的工具，蘸上具有一定治疗作用的刮痧介质刮拭经络穴位，使营卫之气得到充分疏通，局部微循环得到改善，从而达到疏通经络、调和阴阳、扶正祛邪的目的的一种疗法。拔罐疗法，又称"火罐气""吸筒疗法"等，是一种以杯罐作工具，借助热力排去其中的空气以产生负压，使其吸着于穴位皮肤或者患处，通过吸拔和温热刺激等，造成人体局部出现淤血的一种治疗方法。贴敷疗法是把药物研成细末，制成丸、膏、散等药剂贴敷在病症对应的穴位或者阿是穴上，通过药物对穴位的刺激或是药物本身的药理作用，来达到日常保健或治疗疾病的一种方法。艾灸疗法是一种用点燃的艾炷或艾条，在体表穴位上烧灼、熏熨治疗疾病的一种方法。针灸疗法是把毫针按一定穴位刺入患者体内，用捻、提等手法来治疗疾病的方法。耳压疗法是以毫针、皮内针等器具，通过对耳郭穴位的刺激来防治疾病的一种方法。足疗是在人的足部进行没有损伤的各种良性刺激，达到防病、治病的目的的一种方法。食疗就是利用食物来影响身体各方面的功能，达到治病、防病的目的的一种方法。

本书遵循中医学的理法方药，选取日常生活中人们容易患上的常见病，对其病因病机、诊断依据、预防、治疗方法进行系统的论述，还介绍了简便易行、疗效明显的中医疗法，使患者在打针吃药的同时又多了一种选择。在对疾病的论述中，编者力求做到符合中医的学术术语规范，同时兼顾用通俗的语言来表达中医理论。我们希望读者通过阅读本书就可以轻松解决一些家庭常见病。

本书分为十章，前两章主要介绍中医的基础知识和九种安全可靠、疗效明显的中医疗法，第三章教你运用中医疗法解决生活中的常见小病痛，第四章到第十章重点介绍内科、外科、神经科、妇科、男科、五官科、儿科等各科疾病的中医疗法，每种病症都选择了合适的中医疗法，大多都是简单易操作、在家即可进行的方法。本书不仅清楚地介绍了对症取穴知识，还用图文结合的方式介绍了中医疗法的操作步骤与方法，简明清晰、一看就懂。

另外，本书还把图、文、表有机结合起来，向读者展示中医疗法的过程、步骤以及对症取穴方法等，让读者在阅读之后就能在家实践操作。

由于水平所限，书中难免出现疏漏与不当之处，希望广大读者能够批评指正。

# Contents 目录 ▶

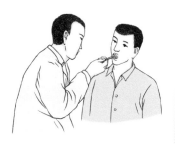

**望诊**

　　望诊就是医生利用自己的眼睛去观察病人。望诊的内容很多，病人的精神、形态、面色、舌苔以及全身各部分出现的异常现象，都要通过望诊获得。

## 第一章　中医疗法的基础知识

## 第二章　专家教你常用中医疗法

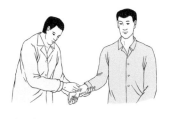

**切诊**

　　切就是摸和按的意思，切诊也就是按脉和摸体表。切脉是中医诊断疾病的方法之一，对于诊断疾病有重要的作用。

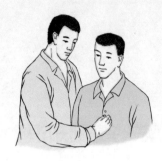

**闻诊**

闻诊是通过诊察病人的声音、呼吸等各种响声及嗅病体发出的异常气味等来测知疾病性质的方法。

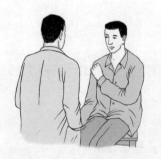

**问诊**

问诊应当直接问病人，如果病人是幼儿或者已经昏迷，则应当询问了解病人病情的人。

# 第三章　常见小病痛的中医疗法

# 第四章　内科疾病的中医疗法

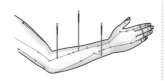

**针灸**

针灸是把毫针按一定穴位刺入患者体内，用捻、提等手法来治疗疾病的一种方法。

# 第五章　外科疾病的中医疗法

# 第六章　神经科疾病的中医疗法

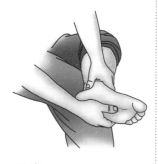

**足疗**

足疗是在人的足部进行没有损伤的各种良性刺激，达到防病、治病的目的的一种方法。

# 第七章　妇科疾病的中医疗法

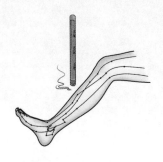

**艾灸**

　　艾灸就是把燃烧着的艾绒按一定穴位熏灼皮肤，利用热的刺激来治疗疾病的一种方法。

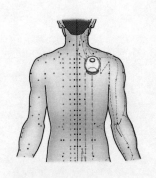

**拔罐**

　　拔罐疗法是一种以杯、罐作工具，借助热力排去其中的空气以产生负压，使其吸着于穴位皮肤或者患处，通过吸拔和温热刺激等，造成人体局部出现淤血的一种治疗方法。

## 第八章　　男科疾病的中医疗法

## 第九章　　五官科疾病的中医疗法

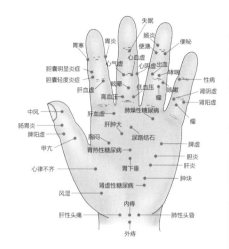

失眠
胃炎
胃寒
肠炎
便秘
便溏
心血虚
心气虚
心阴虚出血
胆囊明显炎症
哮喘
胆囊轻度炎症
眩晕
低血压
性病
肝血虚
高血压
咳嗽
肾阴虚
肺燥性糖尿病
肝血虚
肾阳虚
肝肿大
中风
尿路结石
瘤
肠胃炎
胸闷
脾虚
脾阳虚
胃热性糖尿病
胆炎
甲亢
胃下垂
肝炎
心律不齐
肾虚性糖尿病
肿块
风湿
内痔
肝性头痛
肺性头昏
外痔

**手诊**

　　手诊是运用视觉、触觉等通过手上不同部位的征象进行疾病的预测、诊查、治疗，以了解人体健康或疾病状况的一种特殊诊断方法。

# 第十章　儿科疾病的中医疗法

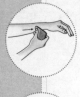

# 本章看点

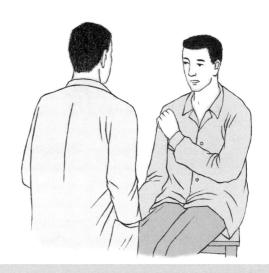

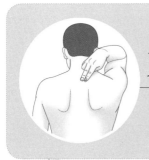

# 第一章

## 中医疗法的基础知识

中医学认为人是一个以心为主宰，以五脏为中心，通过经络联系在一起的一个有机整体，对五脏六腑、精气、经络的认识是中医学的核心和基础。

# ① 什么是中医

中医是指中国传统医学，它承载着中国古代人民同疾病作斗争的知识和经验，是重要的民族文化遗产。

---

中医以精气、阴阳、五行学说为哲学基础，以脏腑、经络的生理和病理为理论基础，以整体观辨证论治为理论体系特点。因此，对五脏六腑、精气、经络的认识是中医学的核心和基础。

人是自然界进化的产物，生活在自然之中。中医学认为人体通过内在的调节，与自然界保持着统一的关系，自然环境对人体疾病的发生产生着重要的影响，中医对疾病的诊治用药强调人体内外因素的整体考虑，认为应该把疾病与四时气候、地方水土、生活习性、性格体质、年龄职业联系起来，运用望、闻、问、切的诊病方法，全面了解病情，在治疗疾病的时候，大多也会采取自然疗法，例如按摩、拔罐、刮痧等。

病因就是人体得病的原因，中医学认为人生病与外感、内伤有关，特别注意对致病因素性质和发病特点的观察。病机是疾病发生、发展、变化的机理，是疾病产生的本质。辨证就是把医生搜集到的资料分门别类进行系统的分析，对病症有更加深入的理性认识，中医学常用的辨证方法有八纲辨证、精气血津液辨证、阴阳辨证、外感辨证和脏腑辨证等。

中医学还十分重视养生和疾病的预防。养生就是保养生命的意思，养生可以使人长寿。顺应自然发展的规律、形神兼养是最佳的养生方式。另外中医学还强调以预防为主，重视未病先防，防重于治。对于已经发生的疾病，则注重扶正祛邪、标本兼治。

## 中医理论形成的基础

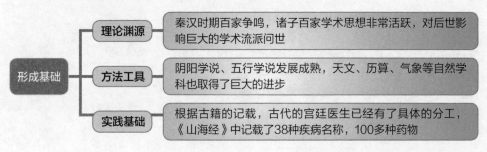

# 中医形成的历史和标志

中医理论形成于先秦两汉时期，《黄帝内经》《难经》《伤寒杂病论》《神农本草经》等是中医理论形成的标志。

## 中医学的历史

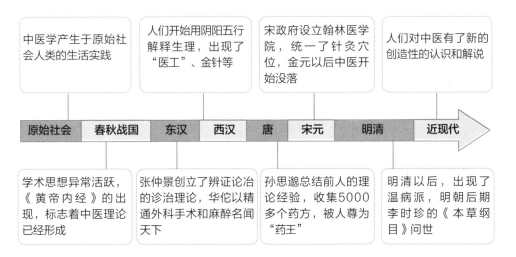

## 中医形成的标志

《黄帝内经》《难经》《伤寒杂病论》《神农本草经》的问世标志着中医理论的确立。

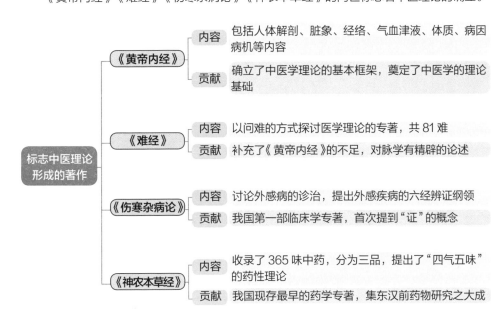

# ② 阴阳、五行是中医的根基

古人常用阴阳来解释自然界中任何事物与现象内部所具有的对立、统一的两个方面，而五行是中国古代朴素辩证唯物主义的哲学思想之一。

## ● 阴阳

阴阳是事物对立统一的两个方面，并由两者之间相互联系、相互影响、相互制约、相互变化、相互转换而引发的事物从产生到发展、从发展到转变、从转变到衰退，从衰退到消亡的渐变过程。

阴阳之道主要体现在阴阳同体、阴阳对立、阴阳互根、阴阳消长和阴阳转化五个方面。在中医理论体系与实践应用的范围内，阴阳之道又被古人赋予了特殊的意义。在人体组织结构、生理功能、病理变化以及相关疾病的诊断与治疗等方面，阴阳之道都得以充分地参悟与应用，成为中医学说厚重的基石之一。

## ● 五行

五行学说中的"五行"即是指自然界中"木、火、土、金、水"这五类物质。简单来说，"五行"的基本规律就是相生与相克。相生即具有互相滋生、互相阻碍的关系，五行相生的次序是：木生火，火生土，土生金，金生水，水生木，无尽循环。相克就是具有相互制约、相互克服、相互阻抑的关系，五行相克的次序是：木克土，土克水，水克火，火克金，金克木，无尽循环。

在中医的理论与实践当中，"五行"被赋予了更丰富、更灵活、更生动的内涵。在人体脏腑结构以及其各个部位与外在环境的相互关系上，肺属金，肝属木，肾属水，心属火，脾属土。按照五行相生的规律来划分，即是肝（木）生心（火），心（火）生脾（土），脾（土）生肺（金），肺（金）生肾（水），肾（水）生肝（木），起滋生和促进作用；按照五行相克的规律来划分，则是肝（木）克脾（土），脾（土）克肾（水），肾（水）克心（火），心（火）克肺（金）、肺（金）克肝（木），起着制约和阻碍的作用。其中"木"代表着生长、升发、条达，"火"代表着炎热、向上、光明，"土"代表生化、承载、受纳，"金"代表沉降、肃杀、收敛，"水"代表着寒冷、向下、滋润。

# 阴阳与五行

阴阳学说是中医学的指导思想和理论根基,五行学说是中医的纲领,构建了中医的理论框架,中医利用五行学说来分析和归纳人的形体特征和结构功能,以及人与环境的关系。

## 阴阳学说在中医学中的应用

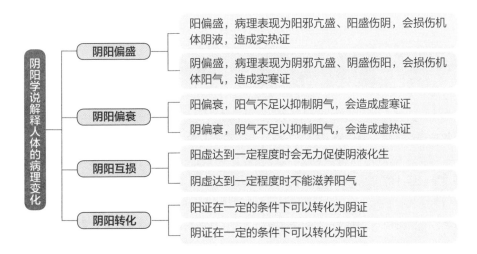

阴阳学说解释人体的病理变化

**阴阳偏盛**
- 阳偏盛,病理表现为阳邪亢盛、阳盛伤阴,会损伤机体阴液,造成实热证
- 阴偏盛,病理表现为阴邪亢盛、阴盛伤阳,会损伤机体阳气,造成实寒证

**阴阳偏衰**
- 阳偏衰,阳气不足以抑制阴气,会造成虚寒证
- 阴偏衰,阴气不足以抑制阳气,会造成虚热证

**阴阳互损**
- 阳虚达到一定程度时会无力促使阴液化生
- 阴虚达到一定程度时不能滋养阳气

**阴阳转化**
- 阳证在一定的条件下可以转化为阴证
- 阴证在一定的条件下可以转化为阳证

## 根据五行原理治疗五脏疾病

运用五行学说指导五脏疾病的治疗,可以控制疾病的传变,确定疾病的治疗原则,指导脏腑的用药和针刺取穴等。

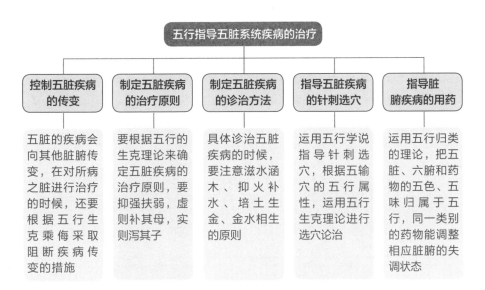

五行指导五脏系统疾病的治疗

| 控制五脏疾病的传变 | 制定五脏疾病的治疗原则 | 制定五脏疾病的诊治方法 | 指导五脏疾病的针刺选穴 | 指导脏腑疾病的用药 |
| --- | --- | --- | --- | --- |
| 五脏的疾病会向其他脏腑传变,在对所病之脏进行治疗的时候,还要根据五行生克乘侮采取阻断疾病传变的措施 | 要根据五行的生克理论来确定五脏疾病的治疗原则,要抑强扶弱,虚则补其母,实则泻其子 | 具体诊治五脏疾病的时候,要注意滋水涵木、抑火补水、培土生金、金水相生的原则 | 运用五行学说指导针刺选穴,根据五输穴的五行属性,运用五行生克理论进行选穴论治 | 运用五行归类的理论,把五脏、六腑和药物的五色、五味归属于五行,同一类别的药物能调整相应脏腑的失调状态 |

# ③ 五脏六腑决定人体的健康

脏腑是人体内脏器官的统称，人们经常把人体的内脏器官归结为"五脏六腑"，其中"五脏"即是心、肝、脾、肺、肾，"六腑"则为胃、胆、大肠、小肠、膀胱和三焦。

所谓五脏，它们的功能特点是藏精气而不泄，保持精气的盈满；所谓六腑，它们的功能特点则是消化食物和传输排泄糟粕。中医常将人体的五脏六腑与经络、气血、津液等统一起来，从而为补益、健体、祛疾等提供借鉴与参照。

其中，心主管血脉与精神意识思维活动，有着统率协调全身各脏腑功能活动的作用；肺主管皮肤与人体一身之气，协助心脏调节全身的功能活动；肝主管藏血、筋腱与疏泄，有着调节情志、促进人体消化与吸收的功效；脾主管肌肉，并与胃共管接受、消化饮食，转化为营养物质供给人体；肾主管骨骼、生殖与人体生长发育，其所藏之精能够生骨髓而滋养骨骼，起到保持人体精力充沛、强壮矫健的功效；胃主受纳、腐熟水谷，主通降；主管决断的胆通过所藏胆汁的排泄，能够起到促进食物消化的作用；小肠主管接受胃中来的饮食，对饮食进行再消化吸收，并将水液和糟粕分开；相当于传输通道的大肠主管传导糟粕；作为人体全身水液汇聚的地方，膀胱主管多余水液的排出；三焦主管疏通水液，使全身的水道通畅。

此外，中医中还有"奇恒之腑"与"传化之腑"的说法，其中脑、髓、骨、脉、胆、胞宫以蓄藏阴精为特性，如同大地承载万物一样，宜蓄藏而不妄泄，名叫"奇恒之腑"；胃、大肠、小肠、三焦、膀胱像天体一样运转不息，所以泄而不藏，以传导排泄为特性，故名为"传化之腑"。

中医认为人体五脏各有所藏，心藏神、肺藏魄、肝藏魂、脾藏意、肾藏志。人体各脏腑功能的活动情况也能够逐渐从人的体表反映出来。具体来说，就是心的荣华反映在面部，其功能是充实和温煦血脉，心气旺盛则面色荣润；肝的荣华反映在爪甲，肝血充足则爪甲坚润，筋柔韧有力；脾的荣华反映在口唇四周，其味甘，其色黄；肺的荣华反映在毫毛，肺气旺盛则皮肤毫毛健康润泽；肾的荣华反映在头发，肾气旺盛则头发光泽，骨骼坚韧。而通过对人体生理、病理现象的观察，研究人体各个脏腑的生理功能、病理变化就成为中医理论中的藏象学说，藏同"脏"，指藏于体内的脏器，象则有表现于外的生理、病理现象之意。

# 五脏六腑

五脏即心、肝、脾、肺、肾；六腑即胆、小肠、胃、大肠、膀胱、三焦。它们之间互为表里各有所主，并与五行相对应，中医经常依据五行生克关系来诊断和治疗疾病。

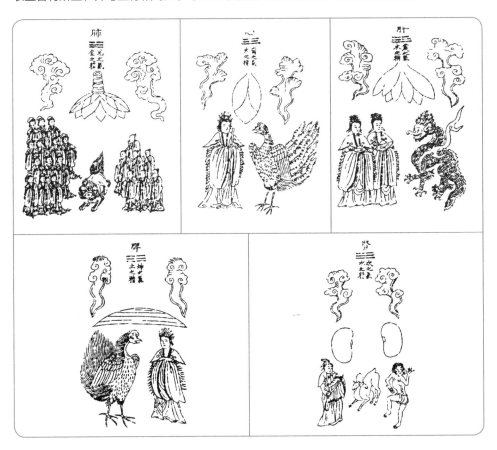

## 六腑之间的关系

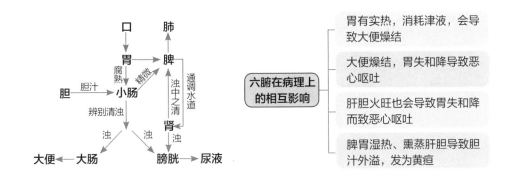

# ④ 精、气、血、津液是人体的精华

中医认为气是构成人体和人体维持生命活动、保持活力的精微物质，是生命的基础。而精指禀受于父母的生命物质与后天水谷精微融合而成的一种有形的精微物质，是生命的本原，是构成人体和维持人体生命活动的最基本物质。

从广义的角度来讲精包括血、津液、骨髓，以及水谷精微等一切有形的精微物质；从狭义的角度来讲，精是指可以繁衍后代的生殖之精。

血是运行于脉中，循环流注全身的富有营养和滋润作用的红色液体，也是构成人体和维持人体生命活动的基本物质之一，对人体有濡养、运载养分的作用。

津液是人体一切水液的总称，包括脏腑组织的内在体液及正常的分泌物，例如胃液、泪液等，在人体内除了血液之外的正常液体都属于津液。津液既是组成人体的基本物质，也是维持人体活动的重要物质。津液主要有滋润、营养的作用，可以化生血液、运载营养物质，也可以调节阴阳。

人体内的精、气、血、津液在性状、功能和分布上虽然各有不同，但是它们都是构成人体和维持人生命活动的基本物质，都依赖脾胃化生水谷精微的不断补充，在脏腑的功能活动和精神的主导下，有着互相依存、互相促进、互相转化的紧密联系。

精能化气，气也能生精，藏在肾中的精可以化生元气。精足则人体的气就会充盛，而精的化生也依赖于气的充盛。精与血之间是互相滋生、互相转化的关系，精与血都来源于水谷，经过脏腑的一系列生理活动而生成，也被称为"精血同源"。精是化生血液的重要物质，包括水谷之精和肾精，而精与津液都来源于水谷，从脾胃中生成。气与血也有十分密切的关系，气能生血、行血、摄血，血能化气、载气。气属阳，津液属阴，这是气和津液在属性上的区别，但是两者都来源于脾胃运化的水谷之精，在生成和输布的过程中关系十分密切。津液的代谢离不开气的升降运动，而气在体内存在，既依附于血，也依附于津液，所以津液也是气的载体。

# 精、气、血、津液的关系

人体内的精、气、血、津液都是构成人体和维持人体生命活动的基本物质，都依赖脾胃化水、谷生精微的不断补充，在脏腑的功能活动和精神的主导下，有着互相依存、互相促进、互相转化的紧密联系。

## 气与血的关系

气与血也有十分密切的关系，可以用"气为血之帅，血为气之母"来概括。

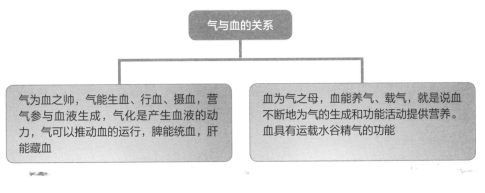

## 气与津液的关系

气属阳，津液属阴，这是气和津液在属性上的区别，但是两者都是脾胃运化的水谷之精，在生成和输布的过程中关系十分密切。

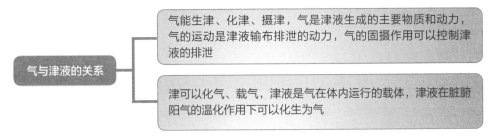

## 血与津液的关系

血和津液都是液态的阴性物质，都有营养和滋润的作用，二者的关系十分密切。

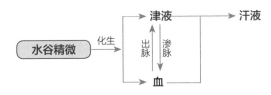

# ⑤ 经络穴位是中医的灵魂

作为人体组织结构的重要部分，经络系统就如同遍布人体的网状有机结构，在主管着气血运行、脏腑关联的同时，反映着脏腑内部的变化。

经络穴位是中医诊断病症、治病祛疾的重要内容；而潜藏于人体体表浅层部位，神经反应与传输都相对异常敏感的穴位（也有穴道、腧穴之称），则掌管着气血的输注与进出，将血管、淋巴管、肌肉组织、神经系统紧密地联系在一起，对外显露病痛，对内引导治疗……这些人体表面看不见的点与线，纵横交错、星罗棋布，共同承载着维护健康的重任。

人体经络是由经脉与络脉共同组成，前者是人体经络循行的主要路径，后者则是前者斜出的旁支。除去统属于脏腑的十二经脉、奇经八脉以外，还有十二经别（即十二经脉的别行深入体腔的支脉）、十二经筋（即十二经脉的外周连属部分）、十二皮部（即十二经脉功能在体表分布反射区域）、十五络脉（即十二经脉、督任二脉各分出的斜行支脉，加入脾之大络共计十五条络脉）以及其他众多细小的络脉分支。

我国的古代先哲将万事万物划分为阴和阳，根据阴分和阳分的多少又将阴阳各分为三，即少阳、阳明、太阳、少阴、厥阴、太阴六种，太阳和少阳两阳合明为"阳明"，太阴和少阴两阴交尽即"厥阴"。而这种三阴、三阳的划分在古人十二经脉的命名中体现得尤为明显，具体为手太阴肺经、手阳明大肠经、足阳明胃经、足太阴脾经、手少阴心经、手太阳小肠经、足太阳膀胱经、足少阴肾经、手厥阴心包经、手少阳三焦经、足少阳胆经、足厥阴肝经，合称"十二经脉"。其中，与五脏相连，循行于肢体内侧的经脉即为阴经；与六腑相系，循行于肢体外侧的经脉则为阳经。而别道奇行不直接统属于脏腑的督脉、任脉、冲脉、带脉、阳跷脉、阴跷脉、阳维脉、阴维脉八条经脉，则被合称为"奇经八脉"。

人体周身共有 361 处穴位，其中五脏六腑所循行的 12 条经络又被称为"正经"，加之督任二脉共 14 条经络上所排列的这 361 个穴位，也被称为"正穴"。北宋年间，宋仁宗诏命翰林医官王惟一所造的北宋针灸铜人，其高度与正常成年人相近，胸背前后两面可以开合，体内雕有脏腑器官，铜人表面镂有 354 个人体穴位，穴旁刻题穴名。考核或教学演示时，以黄蜡封涂在铜人外表的孔穴之上，铜人内部注满清水，如果人们技艺精湛、取穴熟练，则针入水出，反之则针刺不入。

# 经 络 系 统

人体的经络系统主要包括十二经脉、奇经八脉、十五别络，以及从十二经脉分出的十二经别。

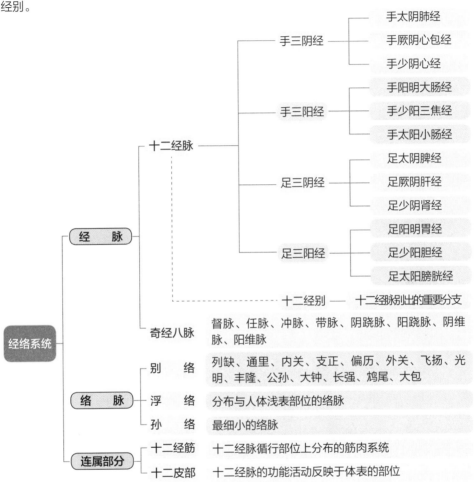

## 十二经脉表里相合关系

| | 阴经<br>（属脏络腑） | 阳经<br>（属腑络脏） | 循行部位<br>（阴经行于内侧，阳经行于外侧） | |
|---|---|---|---|---|
| 手 | 太阴肺经<br>厥阴心包经<br>少阴心经 | 阳明大肠经<br>少阳三焦经<br>太阳小肠经 | 上肢 | 前缘<br>中线<br>后缘 |
| 足 | 太阴脾经<br>厥阴肝经<br>少阴肾经 | 阳明胃经<br>少阳胆经<br>太阳膀胱经 | 下肢 | 前缘<br>中线<br>后缘 |

# ⑥ 人为什么会生病

病机就是疾病发生、发展变化的机理，研究的是疾病发生和人体病理反应的过程和规律。

人体的脏腑和气血阴阳处于平衡的状态才能和自然保持协调统一，人体才能处于健康状态，人体在致病因素的影响下，正气与致病邪气之间进行斗争，导致人体的平衡被破坏，人体的气、血、津液、精气的损耗与代谢失常，影响到人的生理功能，也就是产生了疾病。

正气不足是疾病发生的根本原因，中医十分重视人体的正气，强调正气在人体发病过程中的主导作用。如果人体的正气充足，邪气就难以侵犯人体，或者虽然有邪气侵犯，但是人体的正气能抵抗外邪故而不会生病。邪气是疾病产生的条件，在正气不足的前提下，人体就会受到邪气的伤害而生病。

疾病的发生与人体内外环境有着密切的关系，内部环境指的就是人体内部的差异，包括体质特点、精神状态等；外部环境是指人生活、工作的环境，包括气候变化、地域特点、工作环境、居住环境等。人体的内部环境决定人体正气的强弱，外部环境关系到病邪的形成，可以干扰人体的正气而导致疾病的发生。

人体在致病因素的作用下会生病，主要有邪正盛衰、阴阳失调、气血津液失常、内生五邪等几种基本病机，疾病的病机十分复杂，每种疾病、每种症候、每一症状都有自己形成的原理。

疾病从产生、发展到结束是一个动态的变化过程，在这个过程中疾病也会发生传变，即病变部位在脏腑之间传递转移，以及疾病性质的转化和改变。疾病的传变有两种形式：一是病变部位的传变；一是疾病性质的传变。

疾病经过一段时间的发展变化所产生的结果，主要取决于正邪双方的消长盛衰变化，结果一般有痊愈、死亡、迁延、后遗等几种。中医的目的就是要让疾病向痊愈的方面发展，并且尽量不要留下后遗症。

# 疾病产生的原理

## 疾病的发生

　　人体在一定的致病因素下，正气与致病邪气之间的斗争，导致人体的平衡被破坏，人体的气、血、津液、精气的损耗与代谢失常，影响人的生理功能，也就产生了疾病。

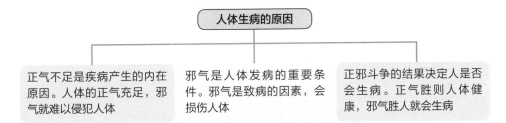

## 人体疾病的传变

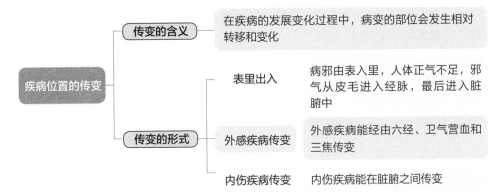

### 影响疾病传变的因素

　　影响疾病传变的因素有：病邪的性质，人的体质，地域和气候，生活习惯，治疗方法。

# ⑦ 远离致病的因素

病因就是致病的因素，也叫做病邪，是指能破坏人体相对平衡而导致疾病的原因。

生病的原因有很多，包括七情内伤、饮食失宜、劳逸过度和先天因素等，把这些致病因素分类，可以归为外感、内伤、病理产物和其他病因等四种。

外感病因是指来自外界，从皮毛肌肤或者是口鼻等体表部位侵入人体，引起外感疾病的致病因素，也被称为外邪。外感疾病大多发病急，表现为恶寒发热、全身不适等症状，外感的病因包括六淫、疫气等。

内伤病因是指人体的体质、饮食、劳逸等不正常，导致气、血、津液失调而使人体生病。内伤与外感是相对来说的，区别就是邪气的来源和侵犯途径，内伤的致病因素包括七情内伤、饮食失宜、劳逸失度等。

病理产物致病是指继发于其他病理过程而产生的致病因素，也叫做继发性病因。人的身体在受到致病因素的影响之后，会产生痰饮、淤血、结石等病理产物，这些病理产物一旦产生就会引发机体更加复杂的病理变化，成为新的致病因素，病理产物致病因素具有既是病理产物，也是致病因素的双重特点。

除了上述三种致病因素之外，还有外伤、寄生虫、先天因素等其他致病因素。

正是这些致病因素导致人体生病，所以人们就要在日常生活中注意养生，避免接触致病因素。中医研究人的生命规律以及各种养生保健方法，注重保养身体、增强体质、预防疾病、增进健康。

中医养生的主要方法有以下几种：顺时摄养、调摄精神、起居调摄、饮食调养和运动锻炼。

# 病因病机

　　病因就是致病的因素，是破坏人体阴阳相对平衡状态而引起疾病的原因；病机是指疾病发生、发展、变化及其结局的机理。

## 病因

| 中医病因 |  |
| --- | --- |
| 1. 六淫 | 2. 七情 |
| 3. 疠气 | 4. 饮食 |
| 5. 劳逸 | 6. 痰饮 |
| 7. 淤血 | 8. 结石 |
| 9. 外伤 | 10. 寄生虫 |
| 11. 药邪 | 12. 先天因素 |

| 现代医学病因 |
| --- |
| 1. 生物原因：如病毒感染等 |
| 2. 物理原因：如辐射等 |
| 3. 化学原因：如中毒等 |
| 4. 营养原因：如营养不良等 |
| 5. 精神原因：如抑郁等 |
| 6. 遗传原因：如遗传病等 |

## 病机

| 邪正盛衰 |
| --- |
| 1. 邪正盛衰与病邪出入 |
| 2. 邪正盛衰与虚实变化 |
| 3. 邪正盛衰与疾病转归 |

| 阴阳失调 |
| --- |
| 1. 阴阳偏盛 |
| 2. 阴阳偏衰 |
| 3. 阴阳互损 |
| 4. 阴阳格拒 |
| 5. 阴阳亡失 |

**基本病机**

| 精气血津液失常 |
| --- |
| 1. 精的失常 |
| 2. 气的失常 |
| 3. 血的失常 |
| 4. 津液代谢的失常 |
| 5. 精气血津液关系失常 |

| 内生五邪 |
| --- |
| 1. 风气内动 |
| 2. 寒从中生 |
| 3. 湿浊内生 |
| 4. 津伤化燥 |
| 5. 火热内生 |

# ⑧ 望闻问切诊断病症

中国的传统医学常把人体所患疾病的缘由归结于人体自身正邪二气相互抗衡、相互作用后产生的结果。

"正气"是指人体自身所具有的抵御外部疾病侵袭的能力，而"邪气"则是指所有能够引发疾病的相关因素。当正气充足时，人体抵御外部疾病的能力就强，很难生病；而正气不足时，人体抵御外部疾病的能力就弱，就很容易生病。

对于已患病的人来说，进行传统的中医诊断首先要通过望、闻、问、切四种方法了解患者的病情，再根据不同的病情结合中医的基本理论综合分析和判断，进而确定疾病的诊治方法，这也就是千百年来中医诊断所依循的"四诊合参"。其中，望诊是医生用自己的眼睛去观察病人的精神、形态、面色、舌苔以及全身各部分出现的异常现象；闻诊是通过诊察病人的呼吸、声音等各种响声及嗅病体发出的异常气味、排出物气味等来判断疾病的性质；问诊是医生通过与患者或熟知患者病情的人进行问答、交流，了解患者的症状、发病经过、既往病史、饮食口味、睡眠起居、大小便、月经等相关情况；切诊是医生对患者通过手指切按脉搏、触摸体表的方式，进一步了解其病情与相关症状，从而更准确、更切实、更全面地做出诊断。

而所谓的"八纲辨证"则是中医在了解病情与症状之后，分析症状、确定病症类别的方法，主要有虚、实、寒、热、表、里、阴、阳八个分类。其中，虚实的概念是在传统中医中的"正邪"理论基础上形成的。凡正气不足，抗病能力弱的都称为虚证，治疗以扶正、补益为主；凡病邪炽盛，人体抗病力强的称为实证，治疗以祛邪为主。寒热多为人体功能衰退的症候，人体功能低下由寒邪所引起的症候为寒证，常用回阳、温中、散寒等治疗方法，而人体抵御外邪所表现出功能亢盛的症候则为热证，常用清热、凉血、泻火、解毒等治疗方法。表里主要阐明疾病所在部位的深浅，凡病在人体肌肤、经络等相对较浅部位的，都属于表证的范围，而病在脏腑等相对较深部位的则属于里证的范围，根据情况采用解表、疏通经络等不同的治疗方法。阴阳的判定较为复杂，阳证，即一般所称的表证、热证、实证以及外科疮疡，局部红、肿、热、痛，脓液稠厚发臭等；阴证，即一般所称的里证、寒证、虚证以及外科疮疡，局部不红、不热、不痛，脓液稀薄等。

在中医诊断疾病的过程中，要根据八纲辨证，结合患者的病因与实际情况，全面地进行分析与判断。

# 中医诊断的方法

## 中医四诊

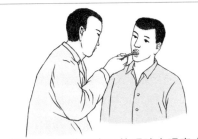

　　望诊就是医生用自己的眼睛去观察病人。望诊的内容很多，病人的精神、形态、面色、舌苔以及全身各部分出现的异常现象，都要通过望诊获得。

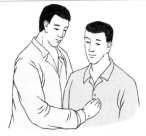

　　闻诊是通过诊察病人的声音、呼吸等各种响声及嗅病体发出的异常气味等来测知疾病的性质的方法。

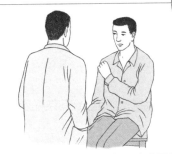

　　问诊应当直接问病人，如果病人是幼儿或者已经昏迷，则应当询问了解病人病情的人。

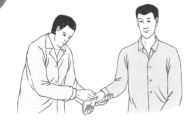

　　切就是摸和按的意思，切诊包括脉诊和按诊。切脉是中医诊断疾病的方法之一，对于诊断疾病起到重要的作用。

## 什么是八纲辨证

　　根据病情资料，运用八纲进行综合分析，从而辨别疾病现阶段病变部位的浅深、性质的寒热、正邪斗争的盛衰和病症类别的阴阳，以作为辨证纲领的方法。

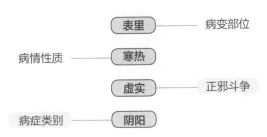

# 9 病症的辨证论治

辨证施治是对病情进行分析、推理、判断、综合，从而得出疾病的原因、部位、性质，确定治疗的方法。

辨证就是在中医理论的指导下，将四诊搜集的各种症状、体征等资料进行综合分析。除了上节中提到的八纲辨证，另外还有气血津液辨证、脏腑辨证以及外感疾病辩证等。

气血津液辨证主要运用于内伤疾病，气、血、津液是构成人体和维持人体生命活动的物质基础，它们的生成和作用离不开脏腑的生理功能，而脏腑的生理功能也依赖于气、血、津液的推动和滋养，所以气血津液的病变与脏腑病变密切相关。

脏腑辨证是运用脏腑经络、气血津液以及病因的相关理论，分析四诊所搜集的症状、体征等资料，用来辨明疾病所在的脏腑部位、病因、性质以及正邪盛衰的一种辨证方法。脏腑辨证主要用于内伤杂病的辨证，是疾病诊断的基础。

外感疾病是指人体感受外邪而引起的一类疾病，外感疾病一般都具有一定的致病因素，并且有流行性、季节性、地域性等特点，甚至有些外感疾病还有传染性，例如曾经流行过的"非典"。外感疾病的病程具有明显的阶段性，外感疾病的辨证方法主要有六经辨证、卫气营血辨证、三焦辨证等方法。

辨证施治的主要要点包括：辨别疾病的部位、辨别疾病的性质、辨别疾病的"病邪"等几方面。

八纲中的表里是指疾病部位的浅深，虚实是指邪正盛衰，寒热是指疾病的属性，阴阳是指疾病的类别。八纲辨证必须通过"病邪辨证"与"脏腑气血辨证"后才能对疾病做出正确的判断。

一切破坏人体正常功能、引起疾病的因素，不管是从体外侵入的还是在体内生成的都叫做"病邪"。风、寒、湿、痰、热、暑、燥、虫等，都是病邪。每种病邪都能致病，并且都有一定的症候。

图解小疗法大健康一学就会

# 辨别疾病的性质

所谓八纲，就是表、里、寒、热、虚、实、阴、阳八个辨证的纲领。

## 虚实

虚实的概念是在中医学中"邪正"理论的基础上形成的。凡是正气不足，抗病力弱的，都称为虚证。

虚实辨证 —— 虚证的症状：神疲乏力，自汗，盗汗，心悸，耳鸣，声音低微，气短，面色无光，久泄，食物不化，腰酸遗精等。脉象细小无力，舌质淡或红，少苔。

虚实辨证 —— 实证的症状：腹胀胸满，喘逆气粗，胁腹痞块，疼痛拒按，大便秘结或腹痛下痢，小便不通，少腹胀满等。脉象弦实有力，舌苔厚腻。

## 寒热

寒证多为人体功能衰退的症候；热证多为人体功能亢盛的症候。寒证的治疗用回阳、温中、散寒等方法，热证的治疗用清热、凉血、泻火、解毒等方法。

寒热辨证 —— 寒证的症状：面色苍白，恶寒，蜷卧，腹脘疼痛，大便稀薄，小便清长，四肢不温等。脉沉细或迟或弦紧，舌苔白润。

寒热辨证 —— 热证的症状：面红，目赤，身热不恶寒，烦躁，口干喜饮，大便秘结，小便黄赤等。脉数有力，舌质红，舌苔黄腻干燥。

## 表里

凡病在人体的肌肤、经络的，都属于表证的范围；病在脏腑的，都属于里证的范围。

表里辨证 —— 表证的症状：怕冷，发热，头痛，身痛，鼻塞，四肢关节酸痛等。脉象浮，舌苔薄白。

表里辨证 —— 里证的症状：发热，烦躁，口渴，胸闷呕吐，胁痛腹痛，便秘或泄泻等。脉滑数或沉弦，舌苔腻。

## 阴阳

阴阳是八纲中的总纲，是辨别疾病属性的两个纲领。

阴阳辨证 —— 阳证，即一般所称的表证、热证、实证以及外科疮疡，局部红肿热痛，脓液稠厚发臭等。

阴阳辨证 —— 阴证，即一般所称的里证、寒证、虚证以及外科疮疡，局部不红不热不痛，脓液稀薄等。

## 八纲辨证源流表

| 时代 | 作者、著作 | 贡献 |
|------|-----------|------|
| 先秦 | 《黄帝内经》 | 八纲还没有正式确立，但是已有这方面内容 |
| 汉代 | 张仲景《伤寒杂病论》 | 在实践过程中应用了八纲的内容 |
| 明代 | 很多医家 | 提出了八纲的概念和内容 |
| 近代 | 祝菊味 | 正式提出八纲名称 |

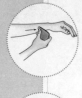

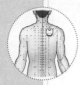

本章看点

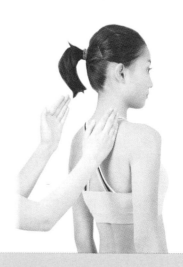

# 第二章
## 专家教你常用中医疗法

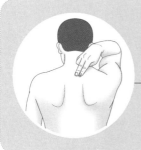

　　中国人在数千年的医疗实践中创造了许多宝贵的保健、治病的方法，这些疗法大多操作简单、安全可靠、无创伤，在家就可以实践操作。常见中医疗法有按摩、刮痧、拔罐、贴敷、艾灸、针灸、耳压、足疗、食疗等。

# ⑩ 一看就懂的按摩疗法

按摩是一种自然的物理疗法，它是根据个人的具体情况，通过按摩者运用特定的手法作用于体表相应的经络、穴位、痛点上来防治疾病的一种方法。

按摩能调节机体的平衡和功能，改善血液循环，促进炎症的消退和水肿的吸收，整骨理筋，解痉止痛，润滑关节，松解粘连，提高机体的抗病能力。随着人类社会的进步和人们生活水平的提高，对无损伤、无副作用的自然疗法需求与日俱增，按摩疗法已受到人们的高度重视。而且，按摩疗法简便易学，不受场地的限制，无需特殊的器械设备，疗效显著、安全可靠、经济实惠，运用得当便可获得事半功倍的效果，因此，越来越多的人用这种方式来防病强身。

中国的按摩疗法早在原始社会就已经出现了。在黄帝时期，一个叫俞跗的人在祖先经验的基础上，总结出了"按摩八法"，其中一些手法具有很好的美容保健作用。

2000多年前问世的《黄帝内经》是我国现存医学文献中最早的一部总结性著作，这本书对自我保健与美容理论核心的"精、气、神"学说作了系统精辟的论述，它不仅为按摩治病奠定了理论基础，也为自身保健、美容按摩技术的普遍应用奠定了理论基础。

在秦汉时期，按摩常用来治疗"筋脉不通""肢体麻痹不仁""肌肉坚紧"及"寒气容于肠胃之间，膜原之下"等证。《汉书·艺文志》载有《黄帝岐伯按摩十卷》，此书可能是我国第一部按摩专著。可见利用按摩来治疗疾病在古代已颇为盛行。

隋代巢元方等人编著有《诸病源候论》，这本书也介绍了许多保健、美容方法，如"摩手掌令热以摩面，从上下二七为止，去肝气，令面有光。有摩手令热，令热从体上下，名曰干浴，令人胜风寒时气，寒热头痛，百病皆愈"。这段话生动而准确地描述了脸部、全身的按摩方法和效果。

按摩不仅在中国历史悠久，在古希腊和古罗马，人们也把按摩作为治疗多种疾病的手段。在科学发展日新月异的今天，按摩的独特功效同样大放异彩，深受各国人民的欢迎和喜爱。

# 一学就会的按摩手法

按摩手法是按摩的手段。按摩时，手法的熟练程度及正确与否对按摩疗效起着至关重要的作用。

## 推法

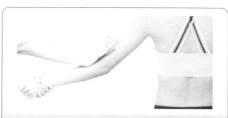

以指、掌、拳或肘部着力于身体体表治疗部位上，进行单方向的直线或弧形推动的方法。

## 拿法

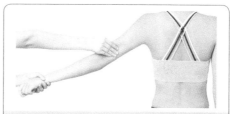

用拇指与食指、中指或拇指与其他四指相对用力，呈钳形，持续而又节奏地提捏或捏揉肌肤。

## 摩法

摩法是用手指或手掌在身体特定部分以腕关节为主，做逆时针或顺时针的回旋摩动，或直线往返摩动。

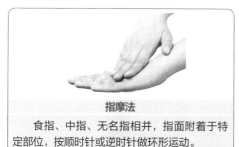

**指摩法**
食指、中指、无名指相并，指面附着于特定部位，按顺时针或逆时针做环形运动。

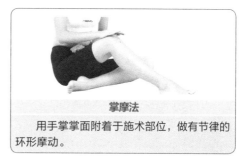

**掌摩法**
用手掌掌面附着于施术部位，做有节律的环形摩动。

## 按法

按法是以手指、手掌置于人体体表之上，先轻后重，逐渐用力往下压某个部位或穴位。

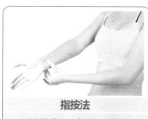

**指按法**
用拇指、食指、中指的指端或螺纹面垂直向特定部位按压。

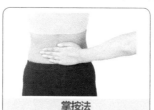

**掌按法**
用手掌根部着力向下按压，可用单掌按或双掌按，亦可双手重叠按压。

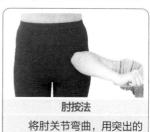

**肘按法**
将肘关节弯曲，用突出的尺骨鹰嘴着力按压特定部位。

## 捏法

用拇指和其他手指对合用力，均匀地捏拿皮肉，称为捏法。

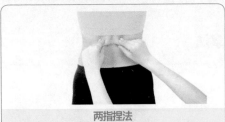

**两指捏法**

用拇指指腹和中指中节桡侧面相对用力，将肌肉提起做一捏一放的动作。

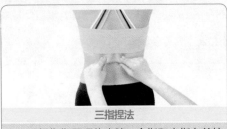

**三指捏法**

用拇指指面顶住皮肤，食指和中指在前按压，三指同时用力提拿肌肤，双手交替向前移动。

## 揉法

揉法是常用按摩手法，是用手掌大鱼际或掌根、全掌、手指螺纹面部分着力于体表施术部位上，进行轻柔和缓的回旋揉动。

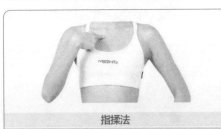

**指揉法**

用拇指、食指、中指的指端或螺纹面着力于体表施术部位进行轻柔和缓的揉动。

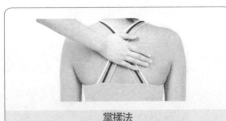

**掌揉法**

用手掌大鱼际或掌根着力于施术部位进行轻柔缓和的揉动。

## 点法

用指端或屈曲的指间关节部着力，持续点压，刺激患者的某些穴位，称为点法。

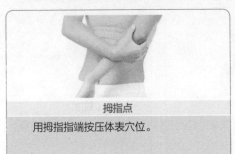

**拇指点**

用拇指指端按压体表穴位。

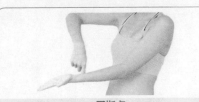

**屈指点**

包括屈拇指点法和屈食指点法。即弯曲手指时，用拇指指间关节桡侧或食指近侧指间关节点压施术部位。

## 击法

用拳背、掌根、掌侧小鱼际、指尖或桑枝棒打击身体一定部位或穴位。

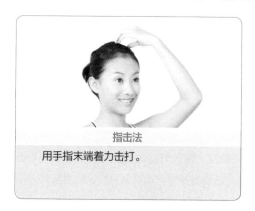

**指击法**

用手指末端着力击打。

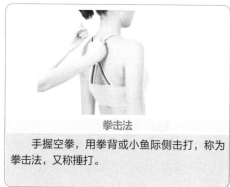

**拳击法**

手握空拳，用拳背或小鱼际侧击打，称为拳击法，又称捶打。

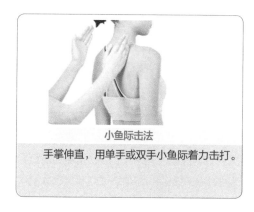

**小鱼际击法**

手掌伸直，用单手或双手小鱼际着力击打。

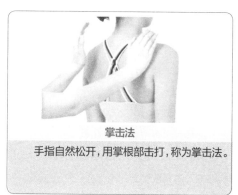

**掌击法**

手指自然松开，用掌根部击打，称为掌击法。

## 摇法

用双手分别握住患者关节，在关节的生理活动范围内，使关节做前后屈伸、左右屈伸或环转摇晃等被动动作，叫做摇法。

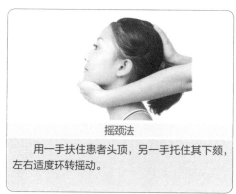

**摇颈法**

用一手扶住患者头顶，另一手托住其下颏，左右适度环转摇动。

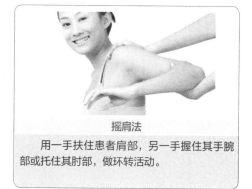

**摇肩法**

用一手扶住患者肩部，另一手握住其手腕部或托住其肘部，做环转活动。

# (11) 实用的家庭刮痧疗法

刮痧疗法是常用中医疗法之一，具有简便易学、取材方便、操作简单、安全无副作用、疗效显著等特点。

刮痧疗法在民间广为流传，深受大众的喜爱，特别是在当今医疗费用居高不下、养生越来越受到关注的情况下，越来越多的家庭开始采用这种手法进行自我保健和养生。

"痧"一方面是指病邪的痧，这里是泛指由于邪气侵入人体，孔窍闭塞、经脉阻塞、气血凝滞、雍盛实热而产生的各种头晕头痛、耳热倦怠、胸口气闷、四肢乏力、上吐下泻等症。另一方面，"痧"也是病症的表现。这类疾病的表现多是体表出现各种红紫或紫黑的痧点或痧斑。这些大多是邪气闭阻不能外达的表现，能够用来帮助诊断和治疗。

刮痧的源头可追溯到旧石器时代。远古时期，当人们患病时，不经意地用手或石片在身上抚摩、捶打，有时竟然能使病情得到缓解。时间一长，自然形成了砭石治病法，这也就是"刮痧"的雏形。刮痧在古代又称"刮治"，到清代被命名为"刮痧"，然后一直沿用至今。

明代医学家张凤逵认为，毒邪由皮毛而入就会阻塞人体脉络，阻塞气血，使气血不畅；毒邪由口鼻吸入也会阻塞络脉，使络脉的气血不通。这种情况就可以运用刮痧疗法，将刮痧器具在经络穴位上进行刮拭，刮到皮下出血，通过发汗使汗孔张开，痧毒就这样被排出体外，从而达到治愈疾病的目的。

简单地说，刮痧就是用手指或各种边缘光滑的工具，蘸上具有一定治疗作用的刮痧介质，在人体表面特定部位反复进行刮拭，使皮肤表面出现淤血点、淤血斑或点状出血即所谓的"出痧"的一种保健疗法。

## 刮痧疗法的作用

刮痧的功效 ─┬─ 从中医的角度讲，刮痧有以下功效：能够调理气血运行，改善脏腑功能，具有活血化淤、舒筋通络、开窍醒脑、解表祛邪、行气止痛等作用

└─ 从现代医学的角度讲，刮痧可通过刮拭一定部位来刺激皮下毛细血管和神经末梢，促使中枢神经系统产生兴奋，以此来发挥系统的调节功能。刮痧通过刺激局部毛细血管扩张，可起到加强循环血流量、增强人体的抗病能力的作用

# 刮痧的作用和适应证

## 刮痧的作用

刮痧疗法是常见实用疗法之一，也是中医学的重要组成部分，具有简便易学、取材方便、操作简单、安全无副作用、疗效显著等特点，在民间广为流传。

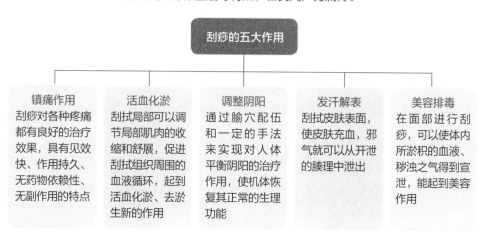

刮痧的五大作用

**镇痛作用** 刮痧对各种疼痛都有良好的治疗效果，具有见效快、作用持久、无药物依赖性、无副作用的特点

**活血化淤** 刮拭局部可以调节局部肌肉的收缩和舒展，促进刮拭组织周围的血液循环，起到活血化淤、去淤生新的作用

**调整阴阳** 通过腧穴配伍和一定的手法来实现对人体平衡阴阳的治疗作用，使机体恢复其正常的生理功能

**发汗解表** 刮拭皮肤表面，使皮肤充血，邪气就可以从开泄的腠理中泄出

**美容排毒** 在面部进行刮痧，可以使体内所淤积的血液、秽浊之气得到宣泄，能起到美容作用

## 刮痧的适应证与禁忌证

刮痧疗法的治疗范围非常广泛，但是，刮痧疗法也不是万能的，有些病症是不宜进行刮痧的。临床实践已经证明，针灸、按摩疗法适用的病症大都可以用刮痧疗法进行治疗。

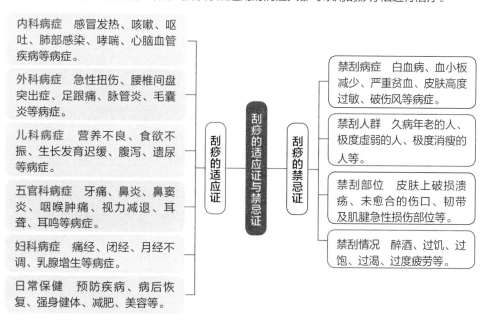

**内科病症** 感冒发热、咳嗽、呕吐、肺部感染、哮喘、心脑血管疾病等病症。

**外科病症** 急性扭伤、腰椎间盘突出症、足跟痛、脉管炎、毛囊炎等病症。

**儿科病症** 营养不良、食欲不振、生长发育迟缓、腹泻、遗尿等病症。

**五官科病症** 牙痛、鼻炎、鼻窦炎、咽喉肿痛、视力减退、耳聋、耳鸣等病症。

**妇科病症** 痛经、闭经、月经不调、乳腺增生等病症。

**日常保健** 预防疾病、病后恢复、强身健体、减肥、美容等。

刮痧的适应证

刮痧的适应证与禁忌证

刮痧的禁忌证

**禁刮病症** 白血病、血小板减少、严重贫血、皮肤高度过敏、破伤风等病症。

**禁刮人群** 久病年老的人、极度虚弱的人、极度消瘦的人等。

**禁刮部位** 皮肤上破损溃疡、未愈合的伤口、韧带及肌腱急性损伤部位等。

**禁刮情况** 醉酒、过饥、过饱、过渴、过度疲劳等。

# ⑫ 轻松拔去病痛的拔罐疗法

拔罐疗法，又称"火罐气""吸筒疗法"等，是一种以杯罐作工具，借助热力排去其中的空气以产生负压，使其吸着于穴位皮肤或者患处，通过吸拔和温热刺激等，造成人体局部出现淤血的一种治疗方法。

中医认为，拔罐之所以可以祛病强身，总的来说是因为拔罐可以调节人体功能，使之正常运行。具体来说，中医所认为的拔罐疗法作用机制的原理主要有以下几种。

## ◉ 平衡阴阳

中医认为，在正常情况下，人体内各种组织处于一种有机协调的状态下，这种状态被称之为"阴阳平衡"。当这种平衡被打破，那么人就会生病，即通常所说的"阴盛则阳病，阳盛则阴病"。拔罐疗法之所以能够产生疗效，正是因为它通过吸拔经络穴位来调整某些脏器的功能，使人体内的阴阳得以重新达到平衡的状态。

## ◉ 疏通经络气血

中医认为，人体内存在一个经络系统，它们将人体内外的脏腑等各个组织器官联系成一个有机整体，当经络系统中的某一部分受到邪气侵袭，那么整个系统就会受到影响，疾病因此产生。拔罐疗法正是在经络气血凝滞或空虚时，通过对经络穴位的吸拔作用来引导经络中的气血输布，使衰弱的脏腑器官恢复功能，从而治愈疾病。

## ◉ 祛湿散寒

拔罐不仅有平衡人体阴阳、疏通经络气血的作用，而且还可以祛风散寒、除湿止痛。其作用原理是利用拔罐的吸力，将充斥在身体表面、经络穴位甚至是身体组织器官内部的风寒、淤血、痰湿、脓血、热毒等外邪吸拔出来。这样，与此相关的疾病自然就会痊愈。

## ◉ 拔毒排脓

如果人体内部毒气郁结、恶血淤滞。那么在其未化脓时施以拔罐疗法，就可将毒血吸出，使气血疏通、消散淤阻。在其化脓时施以拔罐疗法，则可拔毒排脓，使病症迅速减轻。

# 拔罐的原理和手法

"拔罐"是我国民间流传很久的一种独特的治病方法，俗称"拔罐子"。拔罐疗法简便易行、效果明显，所以在民间历代沿袭，成为老百姓经常使用的日常救治手法。至今不衰，连一些外国人也颇感兴趣。

## 拔罐的原理

排除罐内部分空气，造成负压（罐内气压低于外面大气压），使罐吸附于皮肤。

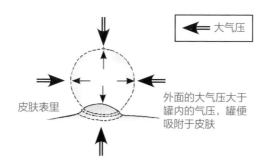

← 大气压

皮肤表里

外面的大气压大于罐内的气压，罐便吸附于皮肤

## 拔罐的手法

拔罐最常用的是火罐法，就是指借助火焰燃烧时产生的热力，以排去罐内空气产生负压的方法，是最常用的一种方法。

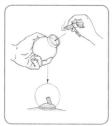

**投火法**
把可燃物点燃后投进罐内，迅速扣在所选的区域

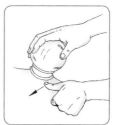

**取罐法**
一手扶罐身，一手压紧罐口的皮肤，使空气进入罐内，即可脱落

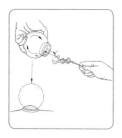

**贴棉法**
把2厘米见方的棉条贴在罐底部，迅速点燃后扣于治疗部位

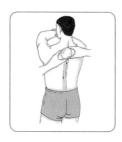

**走罐法**
待罐拔住后，把罐体在患部上下左右推动6～8次，至局部皮肤出现红润即可

# ⑬ 安全简便的贴敷疗法

贴敷疗法是中医疗法的一种，是把药物研成细末，制成丸、膏、散等药剂贴敷在病症对应的穴位或者阿是穴上，通过药物对穴位的刺激或是药物本身的药理作用，来达到日常保健或治疗疾病的目的。

---

贴敷疗法是中国古代人民在实践过程中总结出来的一套简单易行、行之有效的治疗方法。早在原始社会，原始人就懂得在受伤之后寻找特定的树叶、草茎敷在伤口上，达到减轻疼痛和止血的目的，这也是贴敷疗法的起源。《黄帝内经·灵枢》中记载："足阳明之筋……颊筋有寒，则急引颊口；有热，则筋弛纵缓不胜收，故僻。治之以马膏，膏其急者；以白酒和桂以涂其缓者……"这可以称为我国膏药的起源。东汉的医圣张仲景也在《伤寒杂病论》中记载了贴敷这种外治之法，例如治劳损的五养膏，有证有方，方法齐备。唐代以后，贴敷疗法在生活中得到了广泛的应用。清代是贴敷疗法发展的成熟时期，吴师机的《理瀹骈文》是一部专门论述膏药的专著，书中提到的治疗方法不仅用于痈疽疔肿、风湿痹痛、跌打损伤等外科疾病的治疗，还广泛地用于内科、外科、儿科等各种疾病的治疗。现代贴敷疗法有了新的发展，例如麝香虎骨膏、关节止痛膏等就在贴敷的膏药中加入了透皮吸收促进剂来促进药物的吸收。

贴敷疗法通过药物外敷来治疗疾病，避免了口服或注射药物的副作用，尤其是避免了口服药对胃肠的刺激作用，是一种安全方便、简单易行的给药方式，无论是医生还是患者本人都可以学习使用。

贴敷疗法选用的药物一般选择气味俱厚且强效的药物为主药，除了主药之外，还要遵循君、臣、佐、使的配伍原则来选择一些辅药，辅药要根据病变的部位、疾病的性质、病程的长短、患者的体质强弱等因素来选择。除了主药和辅药，对于虚证患者还要选择一些补益的药品。另外为了促进药物的吸收，还要选择一些引经药，引导药物上下升降，直达病所。

贴敷疗法适用于各种常见病症，可以与内治同时进行，尤其是对于疑难杂症会有较好的效果。但是对于有些病症贴敷疗法只能起辅助治疗的作用，因此，如果贴敷治疗的效果不明显，就要采取其他治疗方法。

# 贴敷疗法的作用和注意事项

## 贴敷的作用

穴位贴敷疗法的作用主要有以下三个方面：一是穴位的刺激与调节作用；二是药物吸收后的药效作用；三是穴位刺激和药效的叠加作用。

贴敷的作用

| 穴位的刺激与调节作用。运用贴敷疗法刺激穴位，通过经络的传导和调整，可以达到治病的目的 | 药物吸收后的药效作用。药物直接贴敷于体表穴位或是患处，可以直接发挥药物的功效 | 穴位刺激和药效的叠加作用。贴敷把穴位刺激和药物作用结合起来，两者的功效都能得到更大的发挥 |
|---|---|---|

## 贴敷药物的剂型

**A散剂** 粉碎、研磨、混合而成的药物，接触面大，刺激性强，易于药效发挥

**B糊剂** 粉碎后的药末，用酒等黏合剂调匀，可以缓释药效，延长药物的作用时间

**C硬膏** 把药物加工成固体膏剂，具有药效持久、用法简单、易于保存的特点

**D软膏** 把药物加工成液体膏剂，利于药物的渗透和吸收

**E饼剂** 把药物研磨后加入面粉制成饼状，上笼蒸熟，趁热使用

**F丸剂** 吸收缓慢，药力持久，大多有毒性和局限性，使用方便

**G水渍剂** 把药物用水煎熬，纱布浸透药液，敷在穴位上，可以达到治疗疾病的目的

**H锭剂** 把药末制成锭形，晾干，用时加水调成糊状，涂在穴位上，多用于治疗慢性病

## 贴敷过程中异常情况的处理

| 中毒 | 疼痛 | 水疱 | 过敏 | 感染 |
|---|---|---|---|---|
| 有些贴敷方法使用的药物具有毒性，不能过量使用，或贴敷的时间不能过长，以免中毒 | 有些外敷药物具有刺激性，大多无需处理，如果有烧灼或针刺感觉，可提前揭去药物 | 在贴敷的过程中，局部可能出现水疱，小水疱无需处理，大水疱需将水放出，为避免感染，可以涂抹甲紫溶液 | 有些药物在贴敷的过程中可能导致药物过敏，可以缩短贴敷时间，或延长两次治疗的间隔时间 | 在贴敷过程中，极少数情况会导致感染，如果出现要注意及时消毒，避免严重感染出现 |

# ⑭ 简单易行的艾灸疗法

　　艾灸是一种使用燃烧的艾条施灸于人体穴位的中医疗法。它通过对人体穴位施灸，产生温热刺激作用，从而达到防病治病、长寿保健的作用。这种疗法最早可以追溯到远古时代。艾灸疗法不仅在我国医学史上起到重要作用，对世界医学也做出了巨大贡献。

---

　　经过多年的临床研究，艾灸疗法具有温经散寒、扶阳固脱、消淤散结、防病保健的作用。既然同样的灸法可治疗不同病症，那么，灸法必然具有适用于治疗这些不同病症的一般的作用机理。艾灸的效应是由两方面构成的：一是艾灸产生的特殊的"药气"所引起的效应；二是艾灸生火热，其热刺激所引起的效果。

　　灸疗治疗原则是艾灸治疗疾病必须遵循的准绳，是整个治疗过程中的指导原则。灸疗治疗原则可归纳为辨证与辨经、标本缓急、补虚泻实、三因制宜等。

　　艾灸疗法主要是通过作用于穴位来治疗各种疾病的，因此，在治疗时，取穴配穴得当与否直接关系到治疗效果的好坏。人体有 361 个经穴和众多的经外奇穴，每个穴位的功能各不相同。只有根据临床经验和经穴理论掌握一定的取穴原则才能合理地为患者取穴灸治。取穴原则主要包括局部取穴、远部取穴和随症取穴。穴位是人体脏腑经络气血输注于体表的部位。穴位也是灸点，是灸治疾病的刺激点。灸点的正确与否，直接影响灸治的疗效。掌握正确的取穴方法是准确取穴的基础。常用的艾灸的取穴方法有骨度分寸法、手指比量法、体表标志法和简易取穴法四种。

　　但是人体的有些穴位是不能施行艾灸疗法的，我国医学古籍《针灸甲乙经》首次明确提出禁针禁灸穴，记载禁灸穴位有 24 个：头维穴、承光穴、风府穴、脑户穴、喑门穴、下关穴、耳门穴、人迎穴、丝竹空穴、承泣穴、脊心穴、百环腧穴、乳中穴、石门穴、气冲穴、渊腋穴、经渠穴、鸠尾穴、阴市穴、阳关穴、天府穴、伏兔穴、地五会穴等。

　　艾灸法是将艾绒置于体表穴位或患处烧灼施灸的方法，是中医最常用的一种治病方法，包括艾炷灸、艾条灸、艾饼灸、艾熏灸等 4 类。

　　用艾灸治疗疾病的时候，除了要用到艾炷、艾条和一些草药外，有些艾灸方法还需要使用一些艾灸器具。常用的艾灸器具主要有三种：温灸筒、温灸盒、温灸管。

# 艾灸的方法

艾灸是用艾绒做成大小不同的艾炷，或用纸卷成艾条，在穴位上或疼痛处烧灼熏熨的一种 治疗方法。一般用于治疗慢性和虚寒的病症，下面介绍几种常用的艾灸方法。

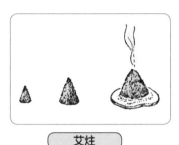

艾粒灸： 这种艾灸方法使用的艾炷最小，如麦粒大，因此也叫做麦粒灸。多用于治疗贫血、消化不良等虚弱性病症，每次选用2～3穴，隔日施治。

化脓灸： 用细艾绒做成如半截枣核大的艾炷，要求做得紧密耐燃。用时可先以大蒜液涂一下穴位，然后点燃艾炷，灸完一炷后擦净局部，再涂蒜液加艾炷再灸。

隔姜灸： 用大片生姜作为间隔，上面放艾炷烧灼，等病人觉得灼烫，可以将姜片略提起，稍停后放下再灸。一般可灸3～5炷。多用于治疗腹痛、受寒、腹泻等疾病。

艾条灸： 用艾绒卷成1.5～2厘米直径的圆柱形的艾条，一端点燃后熏灸患处，不着皮肤，以病人感到温热为准。可灸至皮肤红润发热，一般可灸10～15分钟。

温针灸： 在针刺之后，于针尾裹上艾绒点燃加温，可烧1～5次，多用于风湿痹痛等病症。如用银制毫针加温，传热作用更好。

## 艾叶的采集与制作

**艾绒的制法**

每年3～5月间，采集鲜嫩肥厚的艾叶，放在日光下曝晒，干燥后放在石臼中捣碎，筛去泥沙杂梗，即成为艾绒了。如需要细绒，就要继续精细加工，粗绒经数十次晾晒、研磨、筛拣后，变成土黄色，就成为细绒了。

**艾炷的制法**

将制好的艾绒用拇指、食指、中指边捏边旋转，把艾绒捏紧成圆锥形艾炷。

**艾条的制法**

取纯艾绒24克，平铺在特制的桑皮纸上，将其卷成直径约1.5厘米的圆柱形。

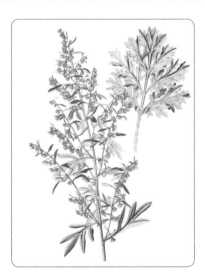

艾是一种多年生草本植物，《本草纲目》记载："艾以叶入药，性温、味苦、无毒、纯阳之性、通十二经、具回阳、理气血、逐湿寒、止血安胎等功效，亦常用于针灸。"

# ⑮ 疗效可靠的针灸疗法

针灸是针法和灸法的合称。针法是把毫针按一定穴位刺入患者体内，用捻、提等手法来治疗疾病。灸法是把燃烧着的艾绒按一定穴位熏灼皮肤，利用温热的刺激来治疗疾病。

针灸是中国古代常用的治疗各种疾病的方法之一，在现代社会中，随着人们对中医知识的了解，针灸也越来越受到更多人的欢迎。常用针具有如下几种。

毫针：是用金属制作成的，以不锈钢为材料。规格有 28 号、30 号、32 号，长短以 1 寸半、3 寸两种为主。

三棱针：针尖呈三角棱形，临床常用于皮肤浅部散刺和点刺出血，或者点刺静脉放血。

皮肤针：如梅花针、七星针、丛针等，使用时以腕力弹扣刺激部位。治疗时手持细柄，用针尖在一定部位的皮肤上扣打。

皮内针：如颗粒状、揿钉状，针长 1 ~ 2 毫米，用时揿入皮内，外贴橡皮膏固定，留针时间可以较长。

针具平时应妥善收藏，可放在垫有几层纱布的小盒里面，或者放在两头塞有棉花的竹管里。使用后，用消毒棉球擦干净放好。如果发现针体弯曲或针尖变钝等现象，应该采用竹片拉刮使它平直，或在细磨石上磨光。如有缺损易断的，应及时更换。

进针前，患者采取适当的体位，使穴位暴露，便于操作，并注意施针者手指、针具与针刺部位皮肤的消毒。进针透皮时要快、准，以减轻患者的疼痛。一般可采用单手进针法：用右手拇指、食指挟持针体，下端留出针尖 1 ~ 2 毫米，迅速刺入皮下，然后将针体刺到一定深度，再进行提插捻转。眼球周围和胸肋部的穴位，应当缓慢刺入，避免损伤脏器和出血。

针刺以直刺为主，如局部肌肉较薄，或深处有重要脏器的穴位，则采用斜刺或平刺。针体进入皮肤一定深浅部位后，用食指和拇指前后捻转或上下提插，使病人有酸、胀、重、麻等感觉，亦称"得气"。

针刺必须有感应，才能取得疗效。如果需要止痛、解痉及缓解某些急性发作症状时，就需刺激强一些，待病情缓解后再留针片刻；慢性病患者、体弱者、小儿等刺激应弱一些，不宜留针。

图解小疗法大健康一学就会

# 针灸

## 什么是针灸

针灸是针法和灸法的合称

├─ 针法是把针具按一定穴位刺入患者体内，用捻、提等手法来治疗疾病

└─ 灸法是把燃烧着的艾绒在一定穴位熏灼皮肤，利用热的刺激来治疗疾病

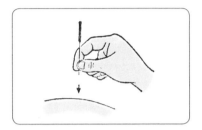

## 针灸时的注意事项

针刺注意要点

- 检查针具：针刺前应注意检查针具，发现针体有损坏则不能再用，以防断针。如有带钩变钝者，须修理后再用

- 注意消毒：用75%酒精棉球消毒穴位皮肤，揩擦针体及施针者的手指

- 选择体位：针刺一般取坐靠、俯伏、仰卧、侧卧等体位，患者不要随便乱动，以防止弯针或断针

- 掌握针感：针刺的感觉与一定的解剖结构有关。穴位在针刺时会出现酸、胀的感觉，故不宜反复行针，以免损伤神经组织

- 正确施针：在针刺穴位时，有时出现沉重的感觉，如果只出现痛感，可能是针刺不当，应将针取出，改换针尖方向再刺入

- 防止晕针：对初次接受针刺的患者应宣传针刺的一般知识，以消除患者的紧张情绪，并让患者采取卧位，防止晕针

## 针灸的禁忌

1. 妇女怀孕3个月以内者，下腹部禁针；怀孕3个月以上者，腹部及腰骶部不宜针刺。三阴交、合谷、昆仑、至阴等穴有通经活血作用，孕妇禁针；即使在平时，妇女也应慎用。

2. 小儿囟门未合，其所在部位的腧穴，不宜针刺。

3. 有皮肤感染溃疡、瘢痕或肿瘤的部位，不宜针刺。

4. 常有自发性出血或出血不止的患者，不宜针刺。

5. 患者在过于饥饿、疲劳及精神紧张时，不宜立即进行针刺治疗。对身体瘦弱、气血亏虚的患者，应取卧位，针刺手法不宜过重。

# (16) 没有副作用的耳压疗法

耳压疗法是用特定的器具，对耳郭穴位进行刺激以达到防治疾病目的的一种方法。耳压疗法操作简便、易学、疗效显著，具有重大的医疗意义。

人体各个脏器及身体各部位在耳郭上都有一定的"代表区"，这些区域按照一定的顺序有规律地分布在耳郭上。当人体某一部分发生病变时，往往会在相应的耳郭区域出现压痛、电阻降低，或伴有形态与色泽的改变。在这些耳郭反应区加以一定的刺激，可以治疗相应的部位或内脏的疾病。所以，可以根据耳郭上的反应区，对躯体或内脏疾病进行辅助诊断。

耳压疗法的适用范围非常广泛，不仅能治疗各种功能性疾病，还能治疗很多器质性疾病。据不完全统计，耳针能起主治或辅治的病种，不下六七十种，遍及内、外、妇、儿各科。尤以镇痛的效果最为突出，如神经痛、外伤引起的软组织疼痛、胃痉挛、肠绞痛、痛经等，疼痛越剧烈，治疗效果越明显。

耳郭仿佛是全身的缩影，人体各个部分都可以在耳郭上找到相应的"代表区"。这些"代表区"的分布是比较有规律的，类似倒置于子宫内的胎儿。要明确耳郭区域的具体分布，必须先对耳郭的表面解剖有比较清楚的了解。

耳郭的前面由颞浅动脉分出的上、中、下三支供血，而耳郭背面则由耳后动脉支出的上、中、下三支供血，有时枕动脉也供血于耳郭背面下 1/3 部分。颞浅、耳后、枕动脉之间有较大吻合支连接，前后互相穿通，在耳上构成了一张血液供应网。

耳穴是指耳郭上一些特定的刺激点。耳穴在耳郭上的分布是有一定的规律可循的。一般来说，耳垂相当于头面部，耳舟相当于上肢，对耳轮部下相当于躯干，对耳轮下脚相当于髋臀部，对耳轮上脚相当于下肢，三角窝代表着盆腔。耳轮脚代表横膈将耳甲一分为二：耳甲腔代表胸腔，耳甲艇代表腹腔。围绕着耳轮脚一圈是消化道。耳屏为鼻咽部，对耳屏和耳垂是头面部。由此看来，耳朵犹如一个倒置的胎儿，这为耳压疗法的临床应用提出了完整的理论依据。

# 怎样进行耳压疗法

## 耳部的穴位

耳穴是指耳郭上一些特定的刺激点。耳穴在耳郭上的分布是有一定的规律可循的，如下图所示：

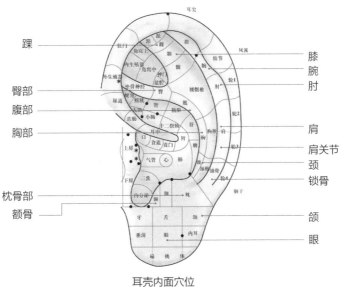

耳壳内面穴位

## 耳穴的配方原则

耳穴的取法

根据中医脏腑理论与经络循行的路线取穴。如肝明目，眼病取肝等

根据现代医学理论取穴。如妇科病、生殖系统疾病取内分泌等

根据疾病部位取穴。如胃病取腹，膝关节炎取膝等

根据经验取穴。如镇静、止痛取神门穴等

## 耳针疗法的操作方法

 **如何寻找耳郭反应点**

最简单的办法，是利用毫针柄的钝端或圆头玻璃棒、火柴头等在耳郭上细心的压查，当压及反应点时，病人有呼痛、蹙额、歪嘴、躲避等反应

 **耳针点的针刺操作**

确定主要耳针点后，先做局部消毒，然后以毫针垂直刺入，亦可贯穿软骨。捻转的幅度、快慢、时间根据病情、体质及当时的功能状态而定，一般以能出现较强的感应为好

# ⑰ 最常应用的足部疗法

足疗是在人的足部进行没有损伤的各种良性刺激以达到防病、治病的目的。足疗是我国传统中医疗法之一，也是按摩疗法的重要组成部分。

在远古时代，人类在进化的同时，逐渐开始运用越来越细化的工具进行生产。另外对于一些常见疾病的治疗，也逐渐由双手单纯按摩，发展为运用砭石、骨针、足针等各种辅助工具进行治疗，在古代就有"伏羲制九针以疗疾"的记载，这可能是关于中国古代利用穴位按摩的最早记录了。

在人的足部，可以找到对应人体全身器官或系统的穴位，所以做好足部按摩，可以缓解人体病变或系统的疼痛，甚至通过足疗达到治愈疾病的效果。

在人体皮肤和身体内部都布有感觉灵敏的感受器，这些感受器都受到人体内神经系统的控制和调节。反射是人体对外界刺激的一种生理反应，它是靠神经冲动的形成、传导，并引起器官、腺体或肌肉收缩等的一系列反射动作。反射区是与身体各器官及其功能相对应的部位，其聚集感觉灵敏的感受器，通过对反射区的适当刺激，可以使相应器官、组织的功能活动发生良性变化。认识反射区，对疾病的诊治有重要的意义。

足部按摩手法的要求是：持久、有力、均匀、柔和。持久是要求按摩必须持续一段时间，按摩的时间过短会影响疗效；有力是指按摩的时候要适当用力，不能软弱无力；均匀是指操作时动作要有节律，力度适中，使受力者感觉良好；柔和是操作手法要软而不浮、重而不滞、恰到好处。

如果掌握好诊疗、保健方面的足部按摩手法，就可以得到神奇的疗效。在施行按摩手法治疗的过程中除了要注意选用何种手法、找准反射位置、协调施治的力度和节奏等之外，还必须要遵守一定的规则，即姿势要端正、前轻后重、力度要恰当、感觉要适度等。

除了足部按摩，足疗还包括足浴。足浴就是指选择合适的药物、用水煎去渣后再兑入温水，然后浸泡双脚的方法。这样会使药液在温水的作用下，通过黏膜和皮肤被吸收渗透进入人体血液循环系统，进而输散到人体全身，达到防病、治病的效果。

图解小疗法大健康一学就会

# 足疗的诊法和注意事项

传统中医疗法利用望、闻、问、切四诊，讲求辨证施治。

|  |  |
|---|---|
| 足部的望诊，古人俗称"观趾法"，主要观察足部的外形，以及脚底的关节活动，来判断人体的健康情况。<br><br>**望诊** | 足疗的闻诊主要是指通过人行走的节奏及脚步声来诊断人体的健康情况。<br><br>**闻诊** |
| **问诊**<br><br>问诊是中医必备的基本功，通过短时间的问诊，有经验的医生可以了解患者的病史、起病原因、发病和治疗过程等，是指导临床治疗的重要依据。 | **切诊**<br><br>切诊是诊断的最后一步，是对患者全身及脚底进行彻底的检查，通过对患处施以轻重合适的力量以对问诊的结果进行验证。 |

足疗
四诊

## 足部按摩的注意事项

足疗对于全身各系统的疾病都有良好的治疗效果，但是在进行足疗的时候也有需要注意的事项。

**足部按摩的注意事项**

- 在进行足疗前患者要放松下来，如果过于紧张或疲劳，不仅会影响治疗效果，还会对患者的身体造成损害

- 饭后1个小时内不宜按摩，因为人体在进餐之后需要时间让胃肠内的食物充分消化，如果进行足疗，会扰乱人体血液流向，引起肠胃不适

- 在按摩前要注意对按摩师和患者的保护，按摩师要注意指甲的长度，不要使患者受伤，还要注意患者足部的隔离，防止异味和皮肤疾病的传播

- 要了解患者的病情和体质，做到对症按摩、心中有数，对不同患者的按摩要有所侧重

- 怀孕的妇女和重症患者如心脏病、精神病患者不宜进行足底按摩

# 足部的反射区和经脉

　　人体各器官和部位在足部都有相对应的区域，可以反映相应脏腑器官的生理、病理信息，这就是所谓的"足部反射区"。运用按摩手法刺激足部反射区和穴位，可以调节人体各部分的功能，取得保健、治疗的效果。

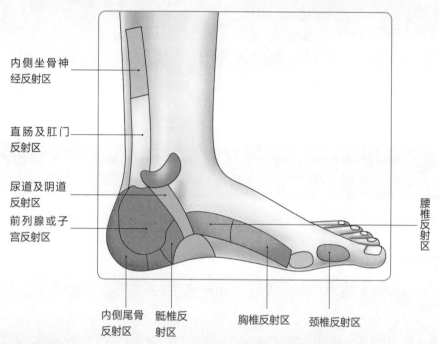

内侧坐骨神经反射区

直肠及肛门反射区

尿道及阴道反射区

前列腺或子宫反射区

腰椎反射区

内侧尾骨反射区　骶椎反射区　胸椎反射区　颈椎反射区

## 足部的经脉

| 足太阴脾经 | 起于拇指甲根内侧的隐白穴，沿足内侧赤白肉际上行，止于腋下的大包穴。分布在足部的穴位有隐白穴、大都穴、太白穴、公孙穴、商丘穴 |
|---|---|
| 足厥阴肝经 | 起于拇指甲根外侧的大敦穴，沿足背内侧上行，止于胸部的期门穴。分布在足部的穴位有大敦穴、行间穴、太冲穴、中封穴 |
| 足少阴肾经 | 起于足底的涌泉穴，斜着穿过足底后，沿着足内侧上行，止于锁骨下的俞府穴。分布在足部的穴位有涌泉穴、然谷穴、太溪穴、大钟穴、水泉穴、照海穴 |
| 足阳明胃经 | 行走于足背中央，止于足第二趾的外侧端历兑穴，其支脉进入第一趾和第三趾。分布在足部的穴位有解溪穴、冲阳穴、陷谷穴、内庭穴、厉谷穴 |
| 足少阳胆经 | 行于足背外侧，止于足第四趾外侧端，其支脉斜入拇指。分布于足部的穴位有丘墟穴、足临泣穴、地五会穴、侠溪穴、足窍阴穴 |
| 足太阳膀胱经 | 经过足外侧赤白肉际，止于小趾外侧的至阴穴。分布在足部的穴位有昆仑穴、仆参穴、申脉穴、金门穴、京骨穴、束骨穴、通谷穴、至阴穴 |

## 足背反射区

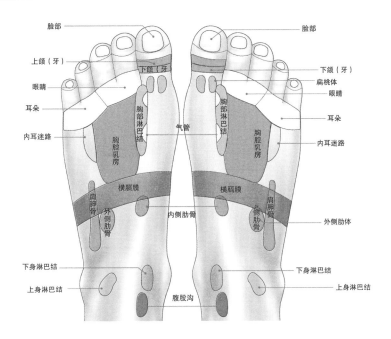

脸部　脸部
上颌（牙）　下颌（牙）
眼睛　扁桃体
耳朵　眼睛
内耳迷路　耳朵
胸部淋巴结　气管　胸部淋巴结　内耳迷路
胸腔乳房　胸腔乳房
横膈膜　横膈膜
肩胛骨　外侧肋骨　内侧肋骨　肩胛骨
外侧肋体
下身淋巴结　下身淋巴结
上身淋巴结　腹股沟　上身淋巴结

## 足底反射区

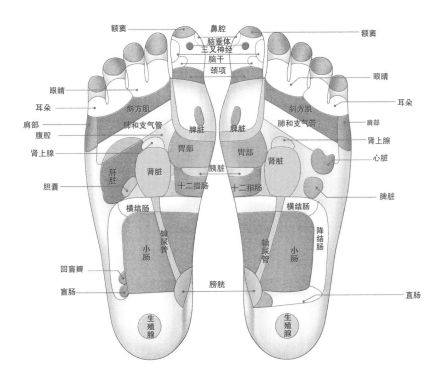

额窦　鼻腔　额窦
脑垂体
三叉神经
脑干
颈项
眼睛　眼睛
耳朵　耳朵
肩部　斜方肌　斜方肌　肩部
腹腔　肺和支气管　脾脏　脾脏　肺和支气管　肾上腺
肾上腺　胃部　胃部　心脏
肝脏　肾脏　胰脏　肾脏
胆囊　十二指肠　十二指肠　脾脏
横结肠　横结肠
输尿管　降结肠
小肠　小肠
回盲瓣　输尿管
盲肠　膀胱　直肠
生殖腺　生殖腺

# ⑱ 健康自然的饮食疗法

食疗的理论基础源于深厚的饮食文化和中医文化，集科学性与实际应用指导性于一身。中国的饮食文化源远流长，讲究的是色、香、味、形、质、声、器、意合而为一的高深境界。

古人很早就提出了"五谷为养，五果为助，五畜为益，五菜为充，气味合而服之，以补益精气"的合理膳食搭配的原则。经过漫长的实践与总结，人们发现一些食物不仅可以用来食用充饥，亦可以强健体魄、治病延年，于是在追逐饮食所带来的美好体验的同时，人们更注重于饮食营养的合理搭配与均衡，利用食物原料所具有的某种功效，通过特定的烹制、取用达到食疗的目的。而这些人们摄取的各类食材的性、味、功能与中医所遵循的阴阳五行、四气五味、脏腑学说、君臣佐使、辨证论治共同构成了食疗理论的整体框架。

食疗所使用的原料多来自于人们日常所熟知的各类食物以及某些特定的中药，古代概括的说法是"谷、肉、果、菜"，在今天看来就是谷物、畜禽、鱼、奶、蛋、水果、坚果、蔬菜等各类食材。人们在保证原有膳食的特色与美味的同时，添加一些中药以获得一般食物所不具有的特定功效，而无论是选用的食材还是添加的中药，都具有一定的性、味与功能。

所谓的"性"，即是食物和中药的性质，通常分为寒、热、温、凉四种。温、热与寒、凉分属两类不同的性质，温弱于热，凉弱于寒。由于食物的性质通常没有中药那么清楚、强烈，其温热之中温性居多，寒凉之中凉性为广。因此食物一般只分成温热性和寒凉性两大类，而介乎两大类之间者则归入平性（即不冷不热之类）。食物中的温热寒凉主要依据它们对人体所产生的影响来具体判定，其中能减轻或消除热证的食物属寒凉性（如发热时食用的西瓜、梨或荸荠等），能减轻或消除寒证的食物一般属于温热性（如阳虚的人食用的羊肉、生姜等食物）。

所谓的"味"，即是中医药学所常提及的"辛、甘、酸、苦、咸"五味，五味具有各自的特点，其在食疗中的功效有着极为密切的联系。

孙思邈曾评价，"食能排邪而安五脏，悦神爽志以资血气"。由古至今，食疗已不仅仅代表着一种简单的饮食观，它更是一种理论完备、形式多样、方法独特、使用方便、功能齐全的科学，在不断的实践应用与积累中逐渐完善，是劳动人民以经验、智慧浇灌而出的灿烂之花。

# 食疗的历史与发展

俗话说"民以食为天"，人类生存的第一个基本条件就是食物。人们是在寻找食物与各种饮食实践中发现了食疗的特点与规律，并经过数千年经验的积累与总结浓缩成今天丰富多彩的食疗文化。

**食疗的起源时期**

原始社会和夏朝、商朝，可称为食疗的起源时期。在这一时期，人们在寻觅食物的过程中逐渐有意识地进行食疗。原始人对饮食文化的第一个认识是食物可以充饥，第二个认识是有的食物含有毒素，第三个认识就是有的食物能够治病。《淮南子·修务训》描述当时的情况："神农……尝百草之滋味，水泉之甘苦，令民知所避就，当此之时，一日而遇七十毒。"这是人类选择食物从不自觉过渡到自觉的时代。

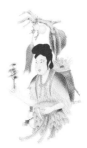

神农尝百草

**食疗的萌芽时期**

周朝是食疗的萌芽时期。在这个时期，人们分辨出某些动植物的药用价值，明确地区分了食物和药物。这样一来，药物离开了食物大家族，成为单独的一支。"药食同源"即因此而得。这个时期，人们开始对食物进行精细的制作，并开始进行有关食物与疾病的研究工作。

**食疗的形成时期**

秦汉到五代是食疗的形成时期。战国时期出现了作为医疗经验与医学理论的集大成者——《黄帝内经》，其对食疗营养补益等方面进行了高度总结。有"医圣"之誉的东汉张仲景所著《伤寒杂病论》中对临床食疗宜忌与食物禁忌进行了论述。有着"药王"之称的隋唐孙思邈所著《千金要方》与《千金翼方》中对临床医学理论、经验，与食疗养生、食疗禁忌等方面进行了全面总结与阐述。食疗理论初露雏形并逐步丰满。

**食疗的发展时期**

宋代到当代是食疗的发展时期。明朝李时珍的《本草纲目》中更是将前人的理论、经验与其个人的领悟、见解进行了前所未有的归纳与修正，将医学与食疗的理论观念与相关内容重新整合起来，汇集成一部医食兼备的传世大作。

食疗理论的推广与工艺的发展，让食疗文化逐步形成了以食疗养生、食疗医治、食疗药膳为主体的医疗保健体系。中西方文化的交流更将食疗文化推升到一个更高的层次。营养学、病理学、临床医学等方面的逐步进展，促使食疗文化更为严谨、清晰、全面地展现在人们面前。

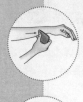

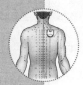

本章看点

- 头痛
  按摩、刮痧与艾灸，祛除头痛，神采飞扬

- 失眠
  按摩、刮痧与手诊手疗，轻松赶走失眠

- 牙痛
  按摩与拔罐，使牙齿更牢固

- 脂肪肝
  针灸与艾灸，让你远离脂肪肝的烦恼

- 瘙痒症
  用对贴敷与刮痧，皮肤不再瘙痒

- 缺铁性贫血
  按摩、艾灸与拔罐，贫血远离你

- 便秘
  按摩、刮痧与艾灸，帮你消除便秘的烦恼

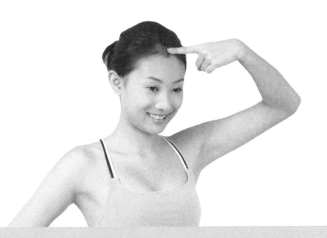

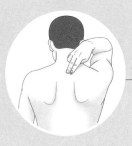

# 第三章
## 常见小病痛的中医疗法

现代人由于紧张忙碌的生活方式，身体总是超负荷运转，时间一长，就会出现疲劳、倦怠甚至不舒服的情况。其实这些都是身体向我们提出抗议的信号，如果不理睬，这些小病痛可能就会变成大问题，所以我们要及时运用一些简便易行的中医疗法来解决这些小病痛。

# ⑲ 头痛

头痛是临床上常见的症状之一，引起头痛的原因很多，其中有些是严重的甚至是致命的疾病，在进行诊断时，往往十分困难。

## ● 病因病机

头痛是由外感或内伤引起脉络阻滞或失养，或清窍不利引起的，是患者自述以头痛为特征的病症。头痛的特征是几乎每日双颞部非搏动性持续性钝痛，如带子紧束头部或呈头周缩箍感、压迫感或沉重感。偏头痛发作时为眼眶后搏动性头痛，常伴恶心、呕吐、疲倦乏力等。

外伤性头痛包括头部局部外伤、脑震荡、脑挫伤、颅内血肿；发热性头痛包括感冒、上呼吸道感染、肺炎等，不包括颅内感染、外伤、肿瘤等中枢性高热；中毒性或药物性头痛包括酒精中毒、一氧化碳中毒、铅、苯等中毒；五官科疾病如眼病、龋齿、齿槽脓肿等也会引起头痛。高血压病也会伴有头痛。

## ● 诊断依据

1. 头痛发生的时间：高血压病的头痛时间往往在早晨；脑肿瘤和副鼻窦炎的头痛一般在上午时比较剧烈；眼部疾病所导致的头痛时间常在下午或晚上，或者在看书后。

2. 疼痛的部位：前额头痛常见于五官疾病，以及贫血和发热性疾病；顶部头痛常见于神经衰弱等疾病；侧部头痛常见于耳部疾病等；枕部头痛常见于脑膜炎等疾病；全部头痛或位置不固定的头痛多见于脑震荡等疾病。

3. 疼痛的程度：脑膜炎常常会导致剧烈的头痛；脑肿瘤、副鼻窦炎和眼部疾病会导致中等程度的头痛。

## ● 常用中医疗法

头痛的患者可以采用按摩疗法。采用按摩疗法时患者可以采取坐位或卧位，进行头部常规按摩，对症治疗穴位为太阳穴和神庭穴。太阳穴在颞部，当眉梢与目外眦之间，向后约一横指的凹陷处；神庭穴在头部，当前发际正中直上 0.5 寸。

也可以选择刮痧疗法进行治疗。可以选取双侧太阳穴，胆经上的双侧曲鬓穴、风池穴，胃经上的双侧头维穴，督脉的百会穴，刮拭这些穴位也能收到良好的治疗效果。

还可以选用艾灸疗法。

# 头痛的中医疗法

## 按摩疗法

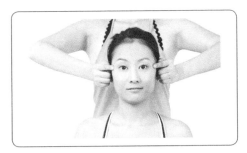

| 按摩部位 | 太阳穴 | 按摩手法 | 按揉 |
|---|---|---|---|
| 按摩时间 | 2分钟 | 按摩力度 | 3 |

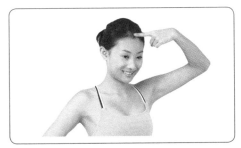

| 按摩部位 | 神庭穴 | 按摩手法 | 按揉 |
|---|---|---|---|
| 按摩时间 | 1分钟 | 按摩力度 | 3 |

## 刮痧疗法

| 对症取穴 | | |
|---|---|---|
| 经外奇穴：双侧太阳穴 | | |
| 胆经：双侧曲鬓穴、风池穴 | | |
| 胃经：双侧头维穴 | | |
| 督脉：百会穴 | | |

| 时间 | 运板 | 次数 |
|---|---|---|
| 10~15分钟 | 面刮法 | 60次 |

头部对症取穴

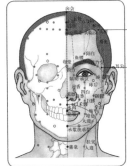

**头维穴**

头侧部，当额角发际上0.5寸，头正中线旁4.5寸处。

**太阳穴**

在耳郭前面，前额两侧，外眼角延长线的上方。在两眉梢后凹陷处。

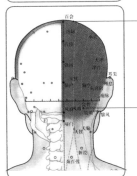

**百会穴**

位于头部，当前发际正中直上5寸，或两耳尖连线中点处。

**风池穴**

位于后颈部，枕骨下，胸锁乳突肌与斜方肌之间，相当于与耳垂齐平。

●中医专家教你的小窍门

外感头痛者宜食葱、姜、芹菜、菊花等。风热头痛者宜多食绿豆、白菜、萝卜、藕、梨等。内伤头痛者宜食山药、橘子、山楂、红糖等。

# 艾灸疗法

## ● 风寒头痛

起病较急，表现为头痛同时连及项背，或有紧束感。

| 灸法 | 选穴 | 灸治时间 / 次数 | 材料 | 主治 |
|---|---|---|---|---|
| 艾炷直接灸 | 百会穴、太阳穴、头维穴、上星穴、列缺穴、合谷穴、风池穴、风门穴、阿是穴 | 3 ~ 5 壮，每日1次 | 艾炷若干 | 风寒头痛 |
| 艾炷隔姜灸 | 百会穴、太阳穴、头维穴、上星穴、列缺穴、合谷穴、风池穴、风门穴、阿是穴 | 5 ~ 10 壮，每日1次 | 艾炷若干、姜片若干 | 风寒头痛 |

## ● 肾虚头痛

头脑空痛，摇晃加重，以后脑痛为主。

| 灸法 | 选穴 | 灸治时间 / 次数 | 材料 | 主治 |
|---|---|---|---|---|
| 艾条温和灸 | 百会穴、太阳穴、头维穴、上星穴、列缺穴、合谷穴、肾俞穴、太溪穴、阿是穴 | 20分钟 | 艾条若干 | 肾虚头痛 |

## ● 肝阳上亢头痛

头掣痛且眩，以两侧为甚。

| 灸法 | 选穴 | 灸治时间 / 次数 | 材料 | 主治 |
|---|---|---|---|---|
| 艾条温和灸 | 百会穴、太阳穴、头维穴、上星穴、阳辅穴、太溪穴、太冲穴、阿是穴 | 15 ~ 20 分钟 | 艾条若干 | 肝阳上亢头痛 |

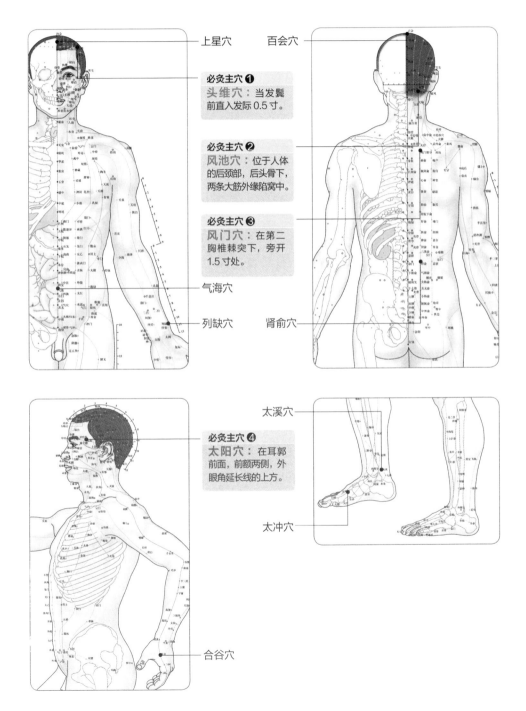

上星穴

百会穴

**必灸主穴 ❶**
头维穴：当发鬓
前直入发际0.5寸。

**必灸主穴 ❷**
风池穴：位于人体
的后颈部，后头骨下，
两条大筋外缘陷窝中。

**必灸主穴 ❸**
风门穴：在第二
胸椎棘突下，旁开
1.5寸处。

气海穴

列缺穴

肾俞穴

太溪穴

**必灸主穴 ❹**
太阳穴：在耳郭
前面，前额两侧，外
眼角延长线的上方。

太冲穴

合谷穴

# ⑳ 失眠

失眠又称为"不寐""不得眠""不得卧""目不瞑"，是经常不能正常睡眠的一种病症。常伴有白天精神状况不佳、反应迟钝、疲倦乏力，严重影响日常生活和工作学习。

## ● 病因病机

中医认为失眠的病因病机，主要是情志不遂，肝气郁结化成火，或者是宿食停滞、胃气失和，或者是久病血虚、产后失血过多、年少血不足，或者是肝肾阴虚、火盛扰神。

## ● 常用中医疗法

失眠患者可以采用按摩疗法。采用按摩疗法时患者可以采取站位或坐位，选取内关穴和三阴交穴，内关穴位于前臂掌侧，当曲泽穴与大陵穴的连线上，腕横纹上2寸，掌长肌腱与桡侧腕屈肌腱之间；三阴交穴位于小腿内侧，当足内踝尖上3寸，胫骨内侧缘后方。

也可以选择刮痧疗法进行治疗。主穴为大椎穴，配穴可以选择内关穴、神庭穴和三阴交穴，根据证型的不同还需要选取一些加减穴，心脾亏损加刮心俞穴、肾俞穴、太溪穴；肝火上扰加刮太冲穴；脾胃不和加刮中脘穴、足三里穴。

还可以选用手诊手疗法。

## 失眠的类型

在中医临床诊治的实践过程中，可以把失眠分为六种类型。

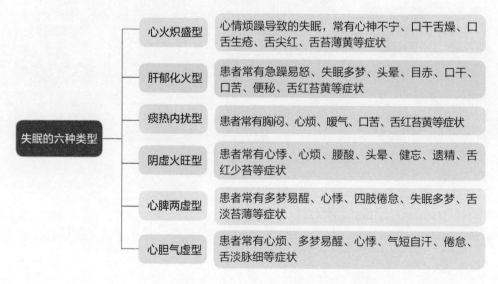

| 失眠的六种类型 | 心火炽盛型 | 心情烦躁导致的失眠，常有心神不宁、口干舌燥、口舌生疮、舌尖红、舌苔薄黄等症状 |
| | 肝郁化火型 | 患者常有急躁易怒、失眠多梦、头晕、目赤、口干、口苦、便秘、舌红苔黄等症状 |
| | 痰热内扰型 | 患者常有胸闷、心烦、嗳气、口苦、舌红苔黄等症状 |
| | 阴虚火旺型 | 患者常有心悸、心烦、腰酸、头晕、健忘、遗精、舌红少苔等症状 |
| | 心脾两虚型 | 患者常有多梦易醒、心悸、四肢倦怠、失眠多梦、舌淡苔薄等症状 |
| | 心胆气虚型 | 患者常有心烦、多梦易醒、心悸、气短自汗、倦怠、舌淡脉细等症状 |

# 失眠的中医疗法

## 按摩疗法

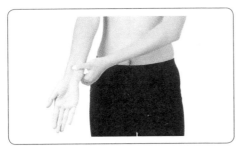

| 按摩部位 | 内关穴 | 按摩手法 | 掐法 |
|---|---|---|---|
| 按摩时间 | 2分钟 | 按摩力度 | 3 |

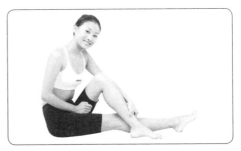

| 按摩部位 | 三阴交穴 | 按摩手法 | 按揉 |
|---|---|---|---|
| 按摩时间 | 4分钟 | 按摩力度 | 3 |

## 刮痧疗法

重刮大椎穴3分钟，中等强度刮拭配穴3~5分钟，其他穴位轻刮3~5分钟。

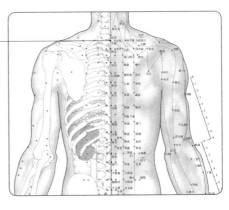

**大椎穴**

大椎穴，属督脉的穴道，位于第七颈椎棘突凹陷处。

| 配穴 | 加减穴 |
|---|---|
| 内关穴、神门穴、三阴交穴 | 心脾亏损加刮心俞穴、肾俞穴、太溪穴 |
| | 肝火上扰加刮行间穴至太冲穴 |
| | 脾胃不和加刮中脘穴、足三里穴 |

● **中医专家教你的小窍门**

床的硬度和枕头的高度应适中。

# 手部诊疗法

    1. 智慧线断续不齐，命运线呈波浪形，提示心理状态不稳定，易受外界刺激、干扰、情绪波动大，入睡容易醒。

    2. 智慧线尾端有三角形纹，提示是因神经衰弱而导致失眠。

    3. 食指掌指关节附近出现片状白色，提示心脾两虚，多梦易醒。

    4. 巽位有一条紫暗色青筋直冲食指，则表明情态失和，肝经郁结，性急善怒，烦躁不易入眠。

● 手疗

| 手疗部位 | 步骤 | 选穴 | 方法 |
|---|---|---|---|
| 手背 | 第一步 | 合谷穴 | 摩法 20 次 |
| 手心 | 第二步 | 神门穴 | 摩法 20 次 |
| 手背 | 第三步 | 关冲穴 | 摩法 20 次 |
| 手心 | 第四步 | 安眠点穴 | 摩法 20 次 |

● 小贴士

    生活有规律，定时睡觉，晚餐不宜过饱，睡前不饮茶和咖啡等刺激性饮料；平时以清淡而富含蛋白质、维生素的饮食为宜。

## ● 对症手诊手疗法

看手诊病

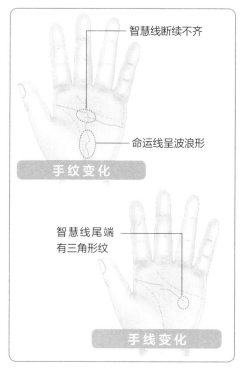

智慧线断续不齐

命运线呈波浪形

**手纹变化**

智慧线尾端
有三角形纹

**手线变化**

手疗治病

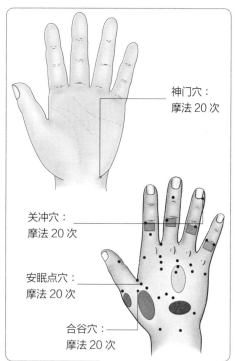

神门穴：
摩法 20 次

关冲穴：
摩法 20 次

安眠点穴：
摩法 20 次

合谷穴：
摩法 20 次

失眠手操自疗法

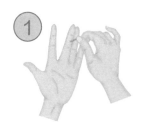

① 用木棒呈向心方向均
匀点状刺激手掌中指。

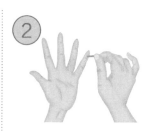

② 用木棒呈向心方向从
小指尖端沿掌骨线向下均
匀点刺。

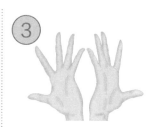

③ 双手五指张开，背对
背反掌。

# ㉑ 牙痛

牙痛是以牙齿及牙龈红肿疼痛为主要表现的口腔疾病，一般是由口腔不洁或过食膏粱厚味、胃腑积热、胃火上冲等引起的病症。

## ● 病因病机

无论是牙齿或者牙周的疾病都可能导致牙痛。风火、胃火、肝火、胃虚火、龋齿或过敏都可能造成牙痛。中医认为，牙痛多因风热邪毒滞留脉络，或胃火循经上侵，或肾阴不足，虚火上扰而致。风火邪毒侵犯，伤及牙体及牙龈是风热牙痛；胃火上蒸，又爱吃辛辣，引动胃火循经上蒸牙床是胃火牙痛；肾阴亏损，虚火上炎，牙失荣养是虚火牙痛。

## ● 常用中医疗法

牙痛患者使用按摩疗法、拔罐疗法治疗均能收到良好的效果。采用按摩疗法时患者可以采取坐位，选承浆穴和颧髎穴。承浆穴在面部，当颏唇沟的正中凹陷处；颧髎穴在面部，目外眦直下方，颧骨下缘凹陷处。牙痛也可以选用拔罐疗法，刺络罐法或涂药罐法均可。

### 牙痛的诊断和处理

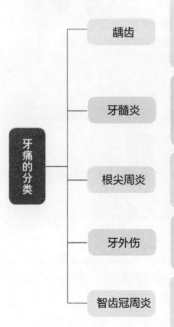

| | |
|---|---|
| 龋齿 | 初龋一般无症状，如龋洞变大而深时，可出现进食时牙痛，吃甜食或过冷、过热的食物时疼痛加重。这时可先用防酸止痛牙膏，温水刷牙，必要时用民间验方止痛，但有效的治疗方法应是填补龋洞 |
| 牙髓炎 | 多是由于深龋未补致牙髓感染，或化学药物或温度刺激引起，其疼痛为自发性，阵发性剧痛，可有冷、热刺激痛和叩痛，可口服布洛芬止痛。根治的方法是在局部麻醉下用牙砧磨开牙髓腔做牙髓治疗 |
| 根尖周炎 | 多由牙髓炎扩散到根管口，致根尖周围组织发炎。表现为持续性牙痛。患牙有伸长感，触、压痛明显，不能咬食物。这时可服消炎止痛药，待消炎后再做根管治疗 |
| 牙外伤 | 如意外摔倒、碰伤或吃饭时咬到沙砾等致牙折或牙裂开，引起牙痛。可先服消炎药、止痛药，也可用民间验方止痛。有条件者应到医院口腔科处理 |
| 智齿冠周炎 | 智齿萌出困难（阻生），加上口腔卫生不良，引起牙冠周围组织发炎、肿痛。可用含漱液漱口，服用消炎药、止痛药或用民间验方止痛。消炎后再拔除萌出困难的智齿 |

# 牙痛的中医疗法

## 按摩疗法

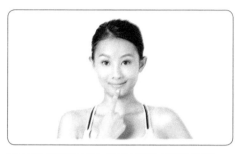

| 按摩部位 | 承浆穴 | 按摩手法 | 指压 |
|---|---|---|---|
| 按摩时间 | 2分钟 | 按摩力度 | 2 |

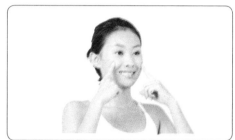

| 按摩部位 | 颧髎穴 | 按摩手法 | 指压 |
|---|---|---|---|
| 按摩时间 | 2分钟 | 按摩力度 | 2 |

## 拔罐疗法

### 刺络罐法

所选穴位：大椎穴、肩井穴

操作步骤：让患者取坐位，在对穴位皮肤进行常规消毒后，先用三棱针点刺所选穴位，然后再用闪火法将罐吸拔在穴位上，留罐10～15分钟。每日1次。

### 涂药罐法

所选穴位：患侧颊车穴、下关穴、合谷穴

操作步骤：让患者取坐位，先在颊车穴、下关穴处涂上风油精，然后再用闪火法将罐吸拔在穴位上，随后再在合谷穴留针拔罐，留罐10～15分钟。每日1次。

### 头部对症取穴

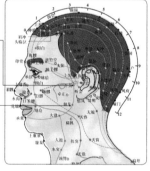

**下关穴**

面部耳前方，当颧弓与下颌切迹所形成的凹陷中。

**颊车穴**

下颌角前上方约1横指，按之凹陷处，当咀嚼时咬肌隆起的最高点。

---

● **中医专家教你的小窍门**

注意口腔卫生，坚持每天早晚各刷牙1次。常用淡盐水漱口，食后必漱口，漱口水要反复在口中鼓动，以减少病菌滋生。

南瓜、西瓜、荸荠、芹菜、萝卜等属于清胃火及清肝火的食物，可以多吃。保持大便通畅，否则毒邪上攻也会导致牙痛。

# (22) 脂肪肝

脂肪肝是指过量脂肪在肝细胞内堆积过多，使肝功能受损的一种疾病，一般是由长期饮酒、肥胖、饮食油腻等引起的病症。

## ● 病因病机

引发脂肪肝的因素有很多，除了长期饮酒、肥胖、饮食油腻之外，中医学认为淤血内阻、情致失调、疏泄不利也会引起脂肪肝，也就是中医常说的"积聚""痰浊""淤血"的范畴。

保持有规律的生活、经常运动、加强营养是避免脂肪肝的基本前提，另外还要避免吸烟、喝酒、过于肥胖。孕产妇和中年人需要特别留意自身健康，孕产期的女性虽然需要进补，但是不能过量；而中年人由于体内激素发生变化，易导致脂肪积蓄，诱发脂肪肝。

## ● 常用中医疗法

脂肪肝患者可以采用针灸疗法。可以针刺内关穴和丰隆穴，手法用泻法，可以化痰降脂，适用于痰湿壅盛型脂肪肝。

也可以采取艾灸疗法来辅助治疗。取关元穴、足三里穴、肺俞穴、脾俞穴、肾俞穴、丰隆穴、足三里穴，用艾条或艾炷灸，每次取 2～3 穴位，每日 1 次，10～15 天为 1 个疗程，可以温补脾肾、泻胃减脂，适用于脾肾阳虚型的脂肪肝。

## 脂肪肝的分类

在中医临床诊治的实践过程中，可以把脂肪肝分为五种类型。

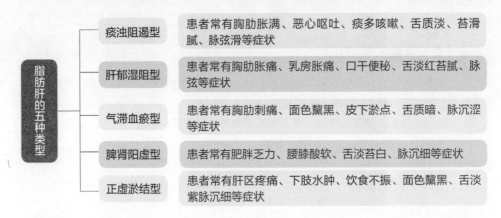

| 脂肪肝的五种类型 | 痰浊阻遏型 | 患者常有胸肋胀满、恶心呕吐、痰多咳嗽、舌质淡、苔滑腻、脉弦滑等症状 |
| | 肝郁湿阻型 | 患者常有胸肋胀痛、乳房胀痛、口干便秘、舌淡红苔腻、脉弦等症状 |
| | 气滞血瘀型 | 患者常有胸肋刺痛、面色黧黑、皮下淤点、舌质暗、脉沉涩等症状 |
| | 脾肾阳虚型 | 患者常有肥胖乏力、腰膝酸软、舌淡苔白、脉沉细等症状 |
| | 正虚淤结型 | 患者常有肝区疼痛、下肢水肿、饮食不振、面色黧黑、舌淡紫脉沉细等症状 |

# 脂肪肝的中医疗法

## 针灸疗法

取内关、丰隆两穴，手法用泻法，可以化痰降脂，适用于痰湿壅盛型的脂肪肝。

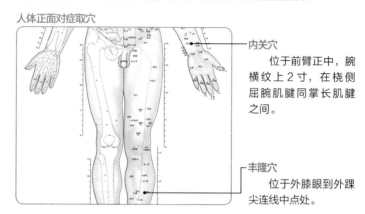

人体正面对症取穴

内关穴
位于前臂正中，腕横纹上2寸，在桡侧屈腕肌腱同掌长肌腱之间。

丰隆穴
位于外膝眼到外踝尖连线中点处。

## 艾灸疗法

取关元穴、足三里穴、肺俞穴、脾俞穴、肾俞穴、丰隆穴、足三里穴，用艾条或艾炷灸，每次取2~3穴位，每日1次，10~15天为1个疗程，可以温补脾肾、泻胃减脂，适用于脾肾阳虚型的脂肪肝。

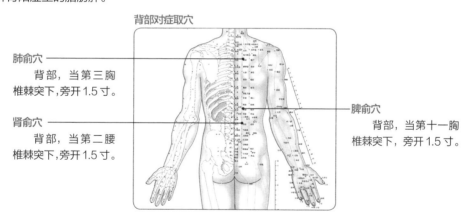

背部对症取穴

肺俞穴
背部，当第三胸椎棘突下,旁开1.5寸。

肾俞穴
背部，当第二腰椎棘突下,旁开1.5寸。

脾俞穴
背部，当第十一胸椎棘突下,旁开1.5寸。

●中医专家教你的小窍门

用生山楂煎水喝，适用于气滞血瘀型的脂肪肝；用荷叶煎水喝，适用于湿热蕴结型的脂肪肝。

用鸡蛋清调匀5克甘遂末，贴敷于大椎穴，可以疏利三焦，除湿利水。

# ㉓ 瘙痒症

瘙痒症是指皮肤瘙痒、皮肤如针刺或者出现爬行感觉的一种神经官能症，多发于老年人，多发于冬夏季节。

## ● 病因病机

中医学认为瘙痒症可归于"风瘙痒"范畴，多是病后、产后、失血、体虚导致，或者是阳亢偏盛，灼阴耗液使皮肤失去濡养所导致的。

预防瘙痒症要注意气候变化，特别是冷暖交替给人体带来的影响，另外还要注意室内的空气流通状况，室内最好能照射到阳光。保持个人卫生也是预防皮肤瘙痒的重点之一，不要用碱性浴液，也不要过于频繁地洗澡，内衣裤最好是纯棉材料为佳。

## ● 常用中医疗法

瘙痒症可以采用贴敷疗法治疗。可以将等量的红花、紫草、栀子、大黄、冰片药物研末，混合均匀，用凡士林调匀敷于肚脐处，每日换药1次，7日1个疗程。主治老年性瘙痒症。孕妇禁用。

也可以采用刮痧疗法。取脾经的血海穴和三阴交穴，血海穴在大腿内侧，髌底内侧端上2寸，当股四头肌内侧头的隆起处；三阴交穴在小腿内侧，当足内踝尖上3寸，胫骨内侧缘后方。

## 瘙痒症的分类

在中医临床诊治的实践过程中，可以把瘙痒症分为五种类型。

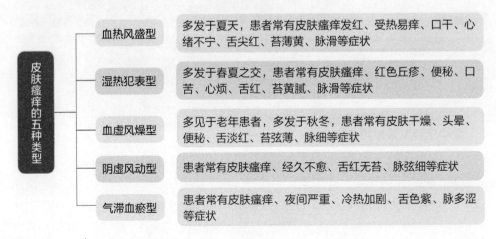

| 皮肤瘙痒的五种类型 | 血热风盛型 | 多发于夏天，患者常有皮肤瘙痒发红、受热易痒、口干、心绪不宁、舌尖红、苔薄黄、脉滑等症状 |
| | 湿热犯表型 | 多发于春夏之交，患者常有皮肤瘙痒、红色丘疹、便秘、口苦、心烦、舌红、苔黄腻、脉滑等症状 |
| | 血虚风燥型 | 多见于老年患者，多发于秋冬，患者常有皮肤干燥、头晕、便秘、舌淡红、苔弦薄、脉细等症状 |
| | 阴虚风动型 | 患者常有皮肤瘙痒、经久不愈、舌红无苔、脉弦细等症状 |
| | 气滞血瘀型 | 患者常有皮肤瘙痒、夜间严重、冷热加剧、舌色紫、脉多涩等症状 |

图解小疗法大健康一学就会

# 瘙痒症的中医疗法

## 贴敷疗法

| | |
|---|---|
| 药材：红花、紫草、栀子、大黄、冰片各等份。<br><br>用法：把上述药物研末，混合均匀，用凡士林调匀敷于肚脐处，每日换药1次，7日一个疗程。<br><br>主治：主治老年性瘙痒症。孕妇禁用。 | 药材：当归、白芍、生地黄各30克，麦门冬、夜交藤、远志各20克，苦参、地肤子、白鲜皮、川椒各15克，全蝎、蜈蚣各10克。<br><br>用法：把上述药物研末，混合均匀，用陈醋调匀敷于肚脐处，每日换药1次，7日1个疗程。<br><br>主治：主治老年性瘙痒症。孕妇禁用。 |

## 刮痧疗法

| 对症取穴 | | |
|---|---|---|
| 脾经：血海穴、三阴交穴 | | |

| 时间 | 运板 | 次数 |
|---|---|---|
| 30分钟 | 面刮法 | 50次 |

**腿部侧面对症取穴**

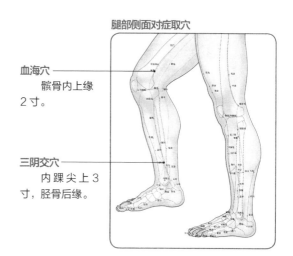

血海穴 ——
　　髌骨内上缘
2寸。

三阴交穴 ——
　　内踝尖上3
寸，胫骨后缘。

●**中医专家教你的小窍门**

　　瘙痒症患者饮食要清淡，多食用新鲜水果和蔬菜。不宜抽烟、喝酒，饮用浓茶和咖啡。

　　瘙痒症患者在洗澡的时候不宜水温过高，不宜使用碱性沐浴液。

# ㉔ 缺铁性贫血

当人体血液内的红细胞和血红蛋白低于正常水平时，称之为贫血。贫血是一个总称，它属于综合征，病因复杂多样。

## ● 病因病机

缺铁性贫血，即由于人体缺铁造成血红蛋白减少，从而引发的贫血。因为人体中的铁质是制造血红蛋白的主要原料，所以，当食物中的铁质不足，或肠胃对铁的吸收不好，或因出血而导致铁质丧失过多，就会引起缺铁性贫血。缺铁性贫血经常出现在钩虫病、胃肠道出血、痔疮出血、产后流血过多等之后。

## ● 常用中医疗法

缺铁性贫血可以采用按摩疗法来辅助治疗。按摩时取脾俞、胃俞、肾俞、大肠俞等穴位，采用轻揉法，以患者感觉有轻度酸胀感为度，每穴每次按摩 5 分钟以上。

也可以采用艾灸疗法。选取膈俞、肝俞等穴位，用艾条或艾炷，保持灸处有明显的温热感，每次 40 分钟以上，每天施治 1 次，10 天为 1 个疗程。还可以采用拔罐疗法。

### 诊断依据

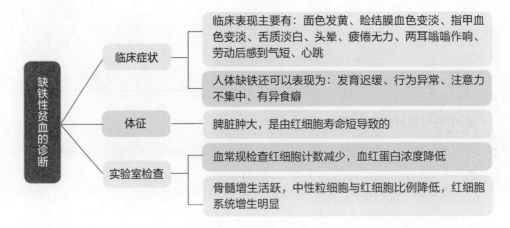

缺铁性贫血的诊断

临床症状
- 临床表现主要有：面色发黄、睑结膜血色变淡、指甲血色变淡、舌质淡白、头晕、疲倦无力、两耳嗡嗡作响、劳动后感到气短、心跳
- 人体缺铁还可以表现为：发育迟缓、行为异常、注意力不集中、有异食癖

体征
- 脾脏肿大，是由红细胞寿命短导致的

实验室检查
- 血常规检查红细胞计数减少，血红蛋白浓度降低
- 骨髓增生活跃，中性粒细胞与红细胞比例降低，红细胞系统增生明显

# 缺铁性贫血的中医疗法

## 按摩疗法

按摩时取脾俞、胃俞、肾俞、大肠俞等穴位，采用轻揉法，以患者感觉有轻度酸胀感为度，每穴每次按摩5分钟以上。

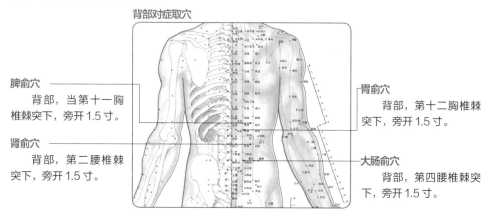

背部对症取穴

**脾俞穴**
背部，当第十一胸椎棘突下，旁开1.5寸。

**肾俞穴**
背部，第二腰椎棘突下，旁开1.5寸。

**胃俞穴**
背部，第十二胸椎棘突下，旁开1.5寸。

**大肠俞穴**
背部，第四腰椎棘突下，旁开1.5寸。

## 艾灸疗法

选取膈俞穴、肝俞穴等穴位，用艾条或艾炷，保持灸处有明显的温热感，每次40分钟以上，每天施治1次，10天为1个疗程。

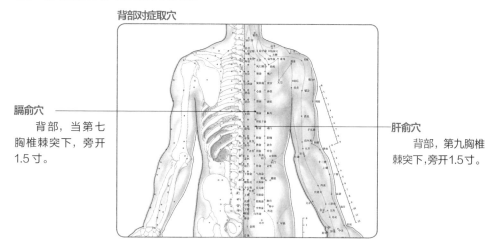

背部对症取穴

**膈俞穴**
背部，当第七胸椎棘突下，旁开1.5寸。

**肝俞穴**
背部，第九胸椎棘突下,旁开1.5寸。

● **中医专家教你的小窍门**

多吃含铁的食物，如菠菜、黄豆、鸡蛋、油菜、西红柿和动物肝类等。
积极治疗原有的疾病，如钩虫病；根治痔疮，积极止血，对小儿进行合理喂养等。

# (25) 便秘

便秘的主要表现是大便次数减少，间隔时间延长或正常，但粪质干燥、排出困难或粪质不硬，虽有便意，但便而不畅。可伴有腹胀、腹痛、食欲减退、嗳气反胃等症状。

## ● 病因病机

慢性便秘多无明显症状，可伴有头晕、头痛、易疲劳等神经官能症症状。便秘的原因是燥热内结，气虚传送无力，或血虚肠道干涩，以及阴寒凝结等。患者平时没有养成定时排便的习惯，忽视正常的便意，排便反射受到抑制，从而日久引起便秘。

现代人饮食过于精细，缺乏膳食纤维，粪便体积减小，黏滞度增加，食物在肠内运动缓慢，水分过量被吸收而导致便秘。

中医把便秘分为实秘和虚秘两种，实秘又分为热秘、气秘和冷秘三种，虚秘又分为气虚、血虚、阴虚和阳虚。

## ● 便秘的预防

平时要多食用富含膳食纤维的食物，如新鲜蔬菜、水果等，以增加肠容积，促进肠道蠕动，利于大便排出。要多喝水，少食用辛辣、油腻的食物。

适当参加体育活动，做到劳逸结合，有助于身心健康。还要注意精神调养，做到心情愉快，避免忧思过度。养成定时排便的习惯。

## ● 常用中医疗法

便秘可以采用按摩疗法来进行治疗。选取中脘穴和大横穴，中脘穴位于上腹部，前正中线上，当脐中上 4 寸；大横穴在中腹部，距脐中 4 寸。

也可以选用刮痧疗法。选取大肠俞穴和天枢穴为主穴，大椎穴、膏肓穴、神堂穴为辅穴，采用面刮法，每穴刮拭 50 次左右。还可以选用艾灸疗法。

另外，还可以选用下面的饮食疗法。

核桃仁猪肝汤：猪肝 200 克，核桃仁 50 克，料酒、葱、姜、胡椒粉、盐、猪油各适量。把猪肝片用油煸炒，放入葱、姜，烹入料酒，加盐，加水，放入核桃仁，待猪肝熟透后调味即可。

# 便秘的中医疗法

## 按摩疗法

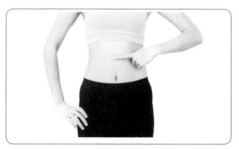

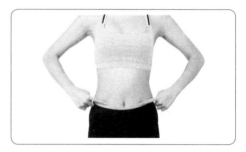

| 按摩部位 | 中脘穴 | 按摩手法 | 一指禅推法 |
|---|---|---|---|
| 按摩时间 | 2分钟 | 按摩力度 | 3 |

| 按摩部位 | 大横穴 | 按摩手法 | 一指禅推法 |
|---|---|---|---|
| 按摩时间 | 2分钟 | 按摩力度 | 3 |

## 刮痧疗法

| 对症取穴 |
|---|
| 主穴：大肠俞穴、天枢穴 |
| 配穴：大椎穴、大杼穴、膏肓穴、神堂穴 |

| 时间 | 运板 | 次数 |
|---|---|---|
| 10～15 分钟 | 面刮法 | 50次 |

背部对症取穴

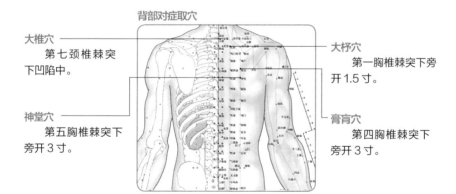

大椎穴
第七颈椎棘突下凹陷中。

大杼穴
第一胸椎棘突下旁开1.5寸。

神堂穴
第五胸椎棘突下旁开3寸。

膏肓穴
第四胸椎棘突下旁开3寸。

● 中医专家教你的小窍门

　　养成每天定时排便的习惯，即使没有便意也要定时如厕，建立良好的排便条件反射。多吃富含维生素$B_2$的食物，禁食温燥的食物。

　　晨起空腹饮一杯淡盐水或蜂蜜水，配合腹部按摩或转腰，让水在肠胃振动加强通便作用。

# 艾灸疗法

## ● 虚秘型便秘

　　数日或十数日大便不行，少有腹部不适或虽有便意，但排便时乏力，汗出气短，无力排出大便。粪便干结如羊屎或松散如糟粕，形体消瘦，咽干津少。此类便秘多发生在老年人身上。

| 灸法 | | 选穴 | 灸治时间 / 次数 | 疗程 | 材料 | 主治 |
|---|---|---|---|---|---|---|
| | 艾炷隔蒜灸 | 脾俞穴、胃俞穴、大肠俞穴、天枢穴、支沟穴、足三里穴、三阴交穴 | 3 ~ 5 壮，每日1次 | 10次，休息5日 | 艾炷若干、蒜片若干 | 虚秘 |
| | 艾条温和灸 | 脾俞穴、胃俞穴、大肠俞穴、天枢穴、支沟穴、足三里穴、三阴交穴 | 10 ~ 15 分钟，每日1次 | 10次，休息5日 | 艾条若干 | 虚秘 |

## ● 冷秘型便秘

　　大便艰涩不易排出，用力会导致脱肛，腹部冷痛，腰冷酸软，四肢欠温，小便清白频数，面色苍白。

| 灸法 | | 选穴 | 灸治时间 / 次数 | 疗程 | 材料 | 主治 |
|---|---|---|---|---|---|---|
| | 艾炷直接灸 | 肾俞穴、关元俞穴、大肠俞穴、气海穴、关元穴、足三里穴、太溪穴 | 5 ~ 7 壮，每日或隔日1次 | 10次 | 艾炷若干 | 冷秘 |
| | 艾炷隔盐灸 | 神阙穴 | 5 ~ 10 壮，每日或隔日1次 | 10次 | 食盐若干，艾炷若干 | 冷秘 |

## ● 必灸主穴

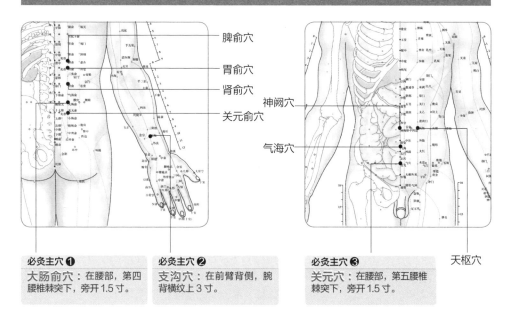

脾俞穴
胃俞穴
肾俞穴
关元俞穴

神阙穴
气海穴
天枢穴

**必灸主穴 ❶**
**大肠俞穴**：在腰部，第四腰椎棘突下，旁开1.5寸。

**必灸主穴 ❷**
**支沟穴**：在前臂背侧，腕背横纹上3寸。

**必灸主穴 ❸**
**关元穴**：在腰部，第五腰椎棘突下，旁开1.5寸。

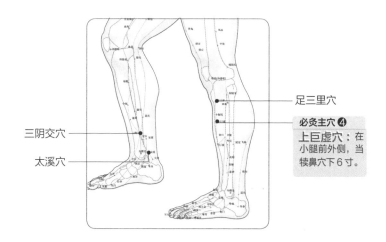

足三里穴

**必灸主穴 ❹**
**上巨虚穴**：在小腿前外侧，当犊鼻穴下6寸。

三阴交穴
太溪穴

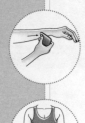

本章看点

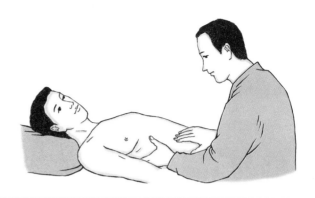

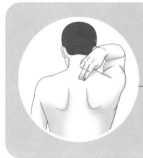

# 第四章
# 内科疾病的中医疗法

内科疾病包括呼吸系统、心血管系统、消化系统疾病等，本章重点介绍内科疾病的诊断论治和中医疗法。

# ㉖ 感冒

感冒是风邪病毒从人的口鼻和皮肤中侵入人体，多发于冬春季节，有鼻塞、流涕、咳嗽、发热等症状，是一种常见的外感疾病。

## ● 病因病机

感冒起病时鼻内有干燥感及痒感，会有打喷嚏、全身不适或有低热症状，以后渐有鼻塞，嗅觉减退，流涕，鼻黏膜充血、水肿，有大量清水样或脓性分泌物等症状。

感冒的发生主要原因有：体虚，抗病能力减弱，当气候剧变时，人体不能适应，邪气乘虚由皮毛、口鼻而入。偏寒者，肺气不宣，阳气郁阻，毛窍闭塞；偏热者，热邪灼肺，腠理疏泄，肺失清肃。感冒虽以风邪多见，但随季节不同，多夹时气或非时之气，如夹湿、夹暑等。

## ● 感冒的预防

想要远离感冒，首先要加强锻炼，增加身体的正气，提高抵御外邪的能力，最好养成经常锻炼身体的习惯，例如慢跑等。其次，还要搞好个人卫生，保持室内的环境卫生，注意室内的通风情况，经常开窗换气。另外，还要注意保暖防寒，避免着凉，注意随季节变化增减衣物。如果不慎患上了感冒，还要注意避免交叉传染，可以在室内熏蒸消毒，一般家庭用白醋就可以。

## ● 常用中医疗法

可以自我按摩迎香穴和合谷穴，迎香穴在鼻翼外缘中点旁，当鼻唇沟中；合谷穴在手背，第一、二掌骨间，当第二掌骨桡侧的中点处。

也可以选用刮痧疗法。用刮板刮拭肺经的中府穴附近，风热感冒加刮大椎穴、风池穴，鼻塞加刮迎香穴，头痛加刮太阳穴。

还可选用艾灸疗法。风寒感冒时在风池穴、风门穴、肺俞穴、列缺穴、合谷穴等穴位处进行艾炷隔姜灸或艾条温和灸。风热感冒时在风池穴、大椎穴、曲池穴、外关穴等穴位处进行艾条温和灸。气虚感冒时可在大椎穴、曲池穴、气海穴、足三里穴等穴位处进行艾条温和灸。

# 感冒的中医疗法

## 按摩疗法

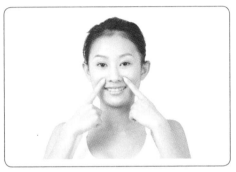

| 按摩部位 | 迎香穴 | 按摩手法 | 点揉 |
|---|---|---|---|
| 按摩时间 | 5分钟 | 按摩力度 | 3 |

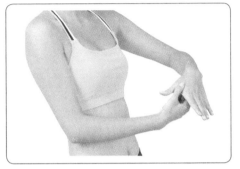

| 按摩部位 | 合谷穴 | 按摩手法 | 按揉 |
|---|---|---|---|
| 按摩时间 | 3分钟 | 按摩力度 | 3 |

## 刮痧疗法

| 对症取穴 |
|---|

肺经：中府穴
风热感冒加刮大椎穴、风池穴
鼻塞加刮迎香穴
头痛加刮太阳穴

| 时间 | 运板 | 次数 |
|---|---|---|
| 10~15分钟 | 角刮法、面刮法 | 30次 |

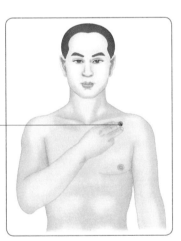

中府穴
胸壁外上方，前正中线旁开6寸，平第一肋间隙处。

● 中医专家教你的小窍门

每晚用较热的水泡脚15分钟，水量没过脚面，泡至双脚发红，可预防感冒。

# 艾灸疗法

## 风寒感冒

鼻塞声重或鼻痒喷嚏；流涕清稀，咽痒咳嗽，痰清稀薄，严重时会伴有发热恶寒，头痛无汗，肢体酸痛。

| 灸法 | 选穴 | 灸治时间 / 次数 | 材料 | 主治 |
|---|---|---|---|---|
| 艾炷隔姜灸 | 风池穴、风门穴、肺俞穴、列缺穴、合谷穴 | 5 ~ 7壮，每日1 ~ 2次 | 艾炷若干、姜片若干 | 风寒感冒 |
| 艾条温和灸 | 风池穴、风门穴、肺俞穴、列缺穴、合谷穴 | 20 ~ 30 分钟，每日1 ~ 2次 | 艾条若干 | 风寒感冒 |

## 风热感冒

发热微恶寒，头痛汗出，涕浊，咯痰黄稠，口干欲饮，咽喉红肿疼痛。

| 灸法 | 选穴 | 灸治时间 / 次数 | 材料 | 主治 |
|---|---|---|---|---|
| 艾条温和灸 | 风池穴、大椎穴、曲池穴、外关穴 | 3 ~ 5分钟，每日1 ~ 2次 | 艾条若干 | 风热感冒 |

## 气虚感冒

发热恶寒，汗出，肢体酸楚，倦怠乏力。

| 灸法 | 选穴 | 灸治时间 / 次数 | 材料 | 主治 |
|---|---|---|---|---|
| 艾条温和灸 | 大椎穴、曲池穴、气海穴、足三里穴 | 15 ~ 30 分钟，每日1次 | 艾条若干 | 气虚感冒、流行性感冒、与风热感冒重症类同 |

图解小疗法大健康一学就会

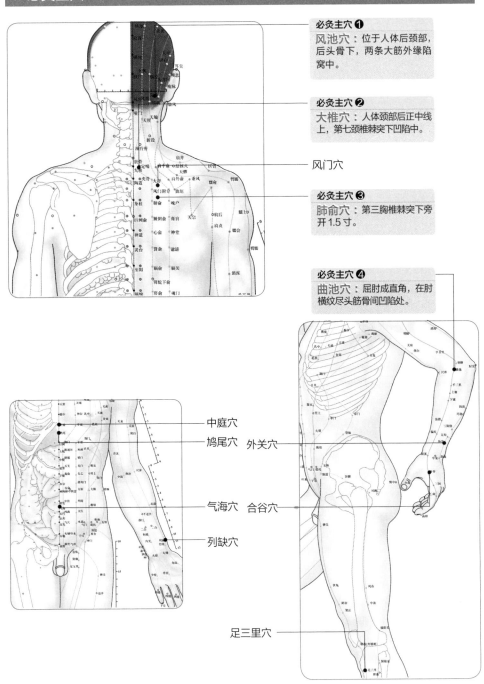

**必灸主穴❶**
风池穴：位于人体后颈部，后头骨下，两条大筋外缘陷窝中。

**必灸主穴❷**
大椎穴：人体颈部后正中线上，第七颈椎棘突下凹陷中。

风门穴

**必灸主穴❸**
肺俞穴：第三胸椎棘突下旁开1.5寸。

**必灸主穴❹**
曲池穴：屈肘成直角，在肘横纹尽头筋骨间凹陷处。

中庭穴

鸠尾穴

外关穴

气海穴

合谷穴

列缺穴

足三里穴

第四章　内科疾病的中医疗法

# ㉗ 急性支气管炎

急性支气管炎是由病毒或细菌感染，或因物理、化学因素的刺激而引起的急性炎症。主要症状是咳嗽、胸骨后疼痛，偶尔也有哮鸣音和气促。

## ● 病因病机

支气管炎是指气管、支气管黏膜及其周围组织的慢性非特异性炎症。临床上以长期咳嗽、咳痰或伴有气喘及反复发作为特征。支气管炎有急性和慢性之分。

本病在中医中属于"外感"的范畴，大多由外邪侵犯导致，与人体正气的强弱及感邪的轻重有关。

## ● 诊断依据

症状：起病比较急，初期有咽喉痛、声音嘶哑、轻度干咳、发热、全身酸痛等症状。

体征：检查时可见咽喉充血，两肺有灰白色分泌物，可以听到干湿啰音，啰音部位不固定，咳嗽后可减少或消失，肺部没有异常。

并发症：急性支气管炎有可能并发急性鼻窦炎、中耳炎等疾病，部分患者还可能并发急性肾炎、心肌炎等疾病。

实验室检查：病毒感染时，白细胞计数和中性粒细胞增多，白细胞计数正常或偏低，淋巴细胞比例升高。

## ● 常用中医疗法

急性支气管炎可以采用按摩疗法来进行治疗。选取尺泽穴和魄户穴。尺泽穴在肘横纹中，肱二头肌腱桡侧凹陷处；魄户穴在背部，当第三胸椎棘突下，旁开3寸。

也可以选择拔罐疗法。选取风门穴、身柱穴和脾俞穴，让患者取适宜体位，用闪火法或者投火法将火罐按穴位吸拔，留罐20分钟。每日1次。

# 急性支气管炎的中医疗法

## 按摩疗法

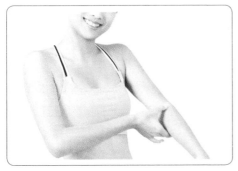

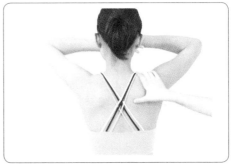

| 按摩部位 | 尺泽穴 | 按摩手法 | 指压 |
|---|---|---|---|
| 按摩时间 | 1分钟 | 按摩力度 | 3 |

| 按摩部位 | 魄户穴 | 按摩手法 | 按揉 |
|---|---|---|---|
| 按摩时间 | 2分钟 | 按摩力度 | 2 |

## 拔罐疗法

### 对症取穴
风门穴、身柱穴、脾俞穴

**操作步骤**

让患者取适宜体位

⬇

用闪火法或者投火法将火罐按穴位吸拔，留罐20分钟。每日一次。

背部对症取穴

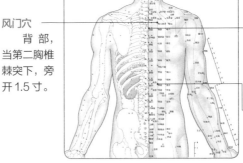

风门穴
　　背部，当第二胸椎棘突下，旁开1.5寸。

身柱穴
　　第三胸椎棘突大凹陷中，约与肩胛骨内侧角相平。

脾俞穴
　　背部，当第十一胸椎棘突下，旁开1.5寸。

●中医专家教你的小窍门

　　寒冷季节应补充一些热量高的肉类食品，如羊肉、狗肉等，以增强御寒能力。经常进食新鲜蔬菜瓜果，以确保人体对维生素C的需求。含维生素A的食物亦是不可少的，因其有保护呼吸道黏膜的作用。

# ㉘ 慢性支气管炎

患者常在寒冷季节发病，出现咳嗽、咯痰，痰呈白色黏液泡沫状，黏稠不易咳出，偶有痰中带血。慢性支气管炎反复发作后，终年咳嗽，咳痰不停，冬秋加剧。

## ● 病因病机

慢性支气管炎是由于感染或非感染因素引起气管、支气管黏膜及其周围组织的慢性非特异性炎症。常有哮喘样发作，气急不能平卧，并发肺气肿后，呼吸困难逐渐增剧。其特点是支气管腺体增生、黏液分泌增多。化学气体如氯、氧化氮、二氧化硫等刺激支气管黏膜，使肺功能遭受损害，导致慢性支气管炎。吸烟和呼吸道感染为慢性支气管炎主要的发病因素；致敏原与慢性支气管炎的发病也有一定关系。

## ● 诊断依据

慢性支气管炎与急性支气管炎两者较易区别，可根据以下三方面进行鉴别：

病史：急性支气管炎患者一般在发病前无支气管炎的病史，即无慢性咳嗽、咳痰及喘息等病史。而慢性支气管炎均有上述呼吸道病史。

病程及症状：急性支气管炎起病较快，开始为干咳，以后咳黏痰或脓性痰。常伴胸骨后闷胀或疼痛，发热等全身症状多在 3～5 天内好转，但咳嗽、咳痰症状常持续 2～3 周才恢复。而慢性支气管炎则以长期、反复而逐渐加重的咳嗽为突出症状，伴有咳痰。咳痰症状与是否感染有关，时轻时重，还可伴有喘息，病程迁延。

并发症：急性支气管炎多不伴有阻塞性肺气肿及肺心病，而慢性支气管炎发展到一定阶段都伴有上述疾病。

## ● 常用中医疗法

慢性支气管炎可以采用按摩疗法来进行治疗。选取中府穴和膻中穴，中府穴在胸前壁的外上方，云门穴下 1 寸，平第一肋间隙，距前正中线 6 寸；膻中穴在胸部，当前正中线上，平第四肋间，两乳头连线的中点。

也可以选择拔罐疗法。选取背部的肺俞穴、脾俞穴和肾俞穴，采用单纯火罐法，让患者取适宜体位，对穴位皮肤进行消毒后，再用闪火法吸拔穴位，留罐 15 分钟，以穴位皮肤红润为准。每日治疗 1 次。

# 慢性支气管炎的中医疗法

## 按摩疗法

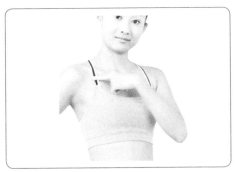

| 按摩部位 | 中府穴 | 按摩手法 | 按揉 |
|---|---|---|---|
| 按摩时间 | 5分钟 | 按摩力度 | 3 |

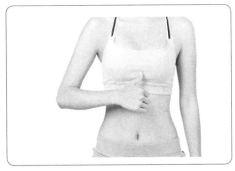

| 按摩部位 | 膻中穴 | 按摩手法 | 指压 |
|---|---|---|---|
| 按摩时间 | 3分钟 | 按摩力度 | 2 |

## 拔罐疗法

**对症取穴**

肺俞穴、脾俞穴、肾俞穴

让患者取适宜体位

↓

对穴位皮肤进行消毒

↓

用闪火法吸拔穴位，留罐15分钟，以穴位皮肤红润为准。每日1次。

背部对症取穴

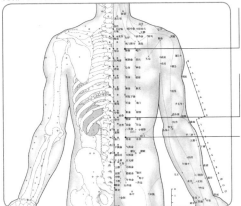

**肺俞穴**

背部，第三胸椎棘突下，旁开1.5寸。

**脾俞穴**

背部，第十一胸椎棘突下，旁开1.5寸。

**肾俞穴**

背部，第二腰椎棘突下，旁开1.5寸。

●中医专家教你的小窍门

慢性支气管炎的饮食原则是应适时补充必要的蛋白质，如鸡蛋、鸡肉、瘦肉、牛奶、动物肝、鱼类、豆制品等。

# (29) 肺炎

肺炎是指终末气道、肺泡和肺间质的类症，可由细菌、真菌、病毒或者寄生虫等因素引起，放射线、吸入性异物等因素也能引起肺炎。

## ● 病因病机

肺炎按照发病部位来区分，可分为大叶性、小叶性和间质性肺炎，尤其以大叶性肺炎居多，一般好发于冬、春两季。

肺炎在中医中属于"咳嗽"和"喘证"的范畴，大多是外感风热湿毒导致的。

## ● 诊断

下面就以大叶性肺炎为例，介绍一下肺炎的临床诊断要点：

1. 突然起病，寒战，高热，咳嗽，胸痛，咯铁锈色痰，出现口唇疱疹。

2. 病变部位叩诊浊音，呼吸音降低，听到湿啰音，语颤及支气管语音增强。

3. 血液中白细胞计数及中性粒细胞数量增高。

4. 大叶性肺炎的病理过程分为充血、实变、消散三期。发病后 12～24 个小时为充血期，肺部毛细血管扩张，肺泡内有少量浆液渗出，但仍含大量气体。

5. X 线检查可无明显或仅有局部肺纹理增粗。发病后 24 个小时左右，肺泡内充满炎性渗出物，病变逐步发展为实变期。X 线表现为密度均匀增加的致密影，先沿肺叶周边开始，逐渐向肺门侧扩展。如累及肺叶全部，则呈大片均匀致密影，以叶间裂为界，边界清楚，形状与肺叶的轮廓一致。不同肺叶的大叶性病变，形状不同，X 线表现亦异。

## ● 常用中医疗法

肺炎可以采用拔罐疗法进行治疗。选取背部的大椎穴、身柱穴和肺俞穴，让患者取俯卧位，选用中等型号的玻璃火罐，然后用闪火法将罐吸拔在穴位上，留罐 10～15 分钟，以吸拔部位的皮肤变得红润为准。每日治疗 1 次，连续吸拔 3 次为 1 个疗程。

也可以选用刮痧疗法。选取背部的身柱穴和肺俞穴、胸部的膻中穴、上肢的孔最穴和太渊穴、下肢的丰隆穴，使用面刮法，每穴刮拭 30 次。

# 肺炎的中医疗法

## 拔罐疗法

| 对症取穴 |
| --- |
| 大椎穴、身柱穴、肺俞穴 |

让患者取俯卧位，选用中等型号的玻璃火罐

↓

用闪火法将罐吸拔在穴位上

↓

留罐10~15分钟，以吸拔部位的皮肤变得红紫为准。每日治疗1次，连续吸拔3次为1个疗程。

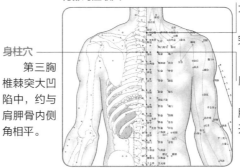

背部对症取穴

**身柱穴**
第三胸椎棘突大凹陷中，约与肩胛骨内侧角相平。

**大椎穴**
第七颈椎棘突下凹陷中。

**肺俞穴**
背部，第三胸椎棘突下，旁开1.5寸。

## 刮痧疗法

| 对症取穴 |
| --- |
| 背部：身柱穴、肺俞穴<br>胸部：膻中穴<br>上肢部：孔最穴、太渊穴<br>下肢部：丰隆穴 |

| 时间 | 运板 | 次数 |
| --- | --- | --- |
| 20分钟 | 面刮法 | 30次 |

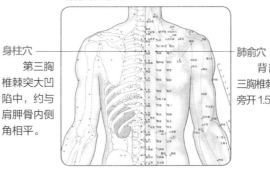

背部对症取穴

**身柱穴**
第三胸椎棘突大凹陷中，约与肩胛骨内侧角相平。

**肺俞穴**
背部，第三胸椎棘突下，旁开1.5寸。

● 中医专家教你的小窍门

患者在治疗期间要注意休息，不要着凉，最好配合中西药物一起治疗。

# 30 肺结核

肺结核在古代被称为“痨病”，是一种慢性消耗性疾病，在治疗过程中，要增加营养，以弥补因疾病所导致的消耗，有利于身体的修复。

## 病因病机

此病多是慢性过程，刚开始的症状很像感冒，如全身疲倦，发懒，不想吃也不想动，白天有低热，下午面颊潮红，夜间有盗汗，咳嗽但痰不多，严重者高烧，大量咯血，胸背疼痛。但是初发病时，只是具有以上的部分症状，应及时就医诊断。

中医认为肺结核属于“肺痨”的范围，肺结核患病的主要原因就是元气虚弱，导致肺气不足，感染“痨虫”周身虚弱无力。

## 诊断依据

1. 发热，大多为长期低热，每天下午或傍晚开始发热，同时伴有乏力、倦怠、盗汗，妇女还有月经不调或闭经的症状。

2. 有咳嗽、咳痰、咳血或咯血、胸痛、气急的症状。

3. 肺部叩诊有浊音，实验室检查能从肺中查出结核杆菌。

## 常用中医疗法

肺结核患者可以采用贴敷疗法来辅助治疗。选取五灵脂 15 克、白芥子 15 克、甘草 6 克、蒜泥 15 克、白鸽粪 15 克、麝香 0.3 克，捣匀，用醋调匀，摊在纱布上贴敷于敷脊椎至腰椎旁边夹脊旁边 1.5 寸的位置，每次 1~2 个小时，以人体有刺痛感为度，隔 7 天 1 次。

还可选用手部诊疗法来辅助治疗。

肺结核患者在饮食方面应以高蛋白、高维生素、高纤维素、高热量、低脂肪的饮食为主，食物的烹制要清淡、易消化。

在选取食材方面要有所偏忌。适宜吃的食物有鸡肉、猪瘦肉、蛋类、豆制品、小米、玉米、红枣、银耳、百合、栗子、白果以及新鲜的蔬果，如白菜、藕、黄瓜、西瓜、苹果、梨等。需要忌口的食物有牛奶、鱼、茄子、菠菜、菠萝、茶、狗肉、鹅肉、羊肉、人参、樱桃、砂仁、茴香、生姜、荔枝、龙眼等，同时要避免吃油炸、油腻和辛辣刺激的食物，如辣椒、花椒、烟、酒等。每天摄取的营养要均衡全面，谷物、肉类、蛋、蔬菜、水果都要有。

# 肺结核的中医疗法

## 贴敷疗法

治疗肺结核以抗结核杆菌为主，同时还可以辅助贴敷疗法。

**药材：** 五灵脂15克、白芥子15克、甘草6克、蒜泥15克、白鸽粪15克、麝香0.3克。

**使用方法：** 捣匀，用醋调匀，摊在纱布上贴敷于人体指定位置，每次1~2个小时，以人体有刺痛感为度，隔7天1次。

背部对症取穴

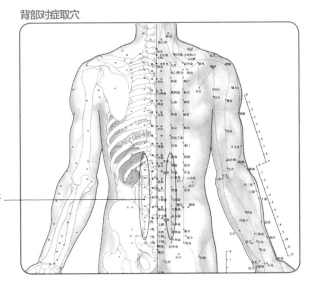

敷腰椎旁边夹脊旁开1.5寸的位置。

## 对肺结核有益的食材

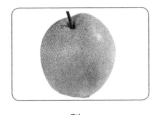

梨

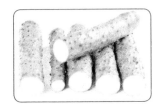

山药

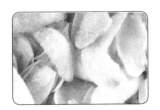

百合

●中医专家教你的小窍门

肺结核患者忌辛辣刺激的食品，应戒烟戒酒，起居有规律，多呼吸新鲜空气，适当参加体育锻炼。

## 手部诊疗法

● 手诊流程

1. 手部整体色泽晦暗，或有灰色与白色斑点相间分布。

2. 1线、2线、3线开端紊乱，中间有障碍线切过。

● 手疗

| 手疗部位 | 步骤 | 选穴 | 方法 |
|---|---|---|---|
| 手心 | 第一步 | 咳喘点 | 掐法20次 |
| | 第二步 | 少商 | 擦法15次 |
| | 第三步 | 胸腔呼吸器官区 | 摩法20次 |
| 手侧 | 第四步 | 心肺点 | 掐法20次 |

─── ● 小贴士 ───

有些肺结核患者会产生消极、多疑、恐惧、悲观等心理状态，使病情加重，因此看护人员应做好患者的心理护理。应注意以下几点。

（1）根据每个患者的性格特征进行心理护理。

（2）根据长期住院患者的心理特征进行心理护理。

（3）根据心理学的特点去接近患者。

图解小疗法大健康一学就会

看手诊病

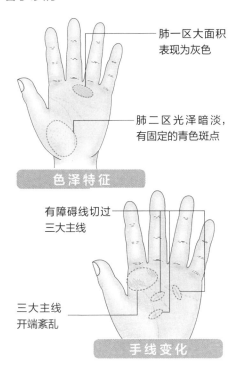

肺一区大面积
表现为灰色

肺二区光泽暗淡，
有固定的青色斑点

**色泽特征**

有障碍线切过
三大主线

三大主线
开端紊乱

**手线变化**

手疗治病

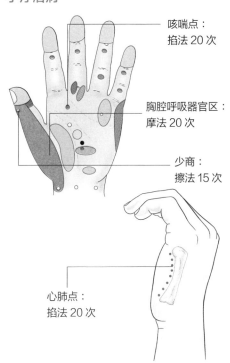

咳喘点：
掐法 20 次

胸腔呼吸器官区：
摩法 20 次

少商：
擦法 15 次

心肺点：
掐法 20 次

第四章　内科疾病的中医疗法

## 肺结核手操自疗法

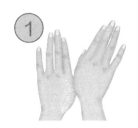

① 两手掌心向下，掌根
相抵，拇指内缩，两手相
互摩擦。

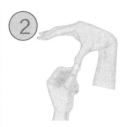

② 右手掌面下垂，左手
拇指食指捏右手拇指向下
垂直拉平。

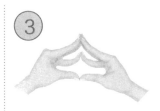

③ 五指相对，以各指尖
直对，对抗挤压形成最大
角度。

# ㉛ 肝癌

肝癌是癌细胞起源于肝细胞或肝内胆管上皮细胞的癌肿，是一种常见的恶性肿瘤。肝癌的起病隐匿、发展迅速，是一种死亡率很高的疾病。

## ● 病因病机

肝癌的发病与多种因素的综合作用有关，主要与病毒性肝炎、肝硬化、黄曲霉毒素、饮用水污染等有关。

中医的肝癌属于"积聚""肝积"的范畴，与鼓胀、黄疸、胁痛等病症有一定的关系，大多由情志郁结、酒食伤身、气滞血瘀、湿邪热毒有关。

## ● 诊断依据

1. 肝癌患者都有肝脏部位疼痛和肿大，但是肿瘤位置的不同，疼痛的位置也有所不同。肝癌患者大多有黄疸的症状，如果合并肝硬化还可能出现腹水的症状。除此之外，大多数患者还有浑身乏力、食欲减退、恶心等症状，肝癌患者的发热多为低热，与癌肿的坏死物被吸收有一定的关系。

2. 实验室检查发现甲胎蛋白含量升高，B超可显示直径2厘米以上的肝癌结节，对癌症的早期定位有一定的帮助。

3. 肝癌患者多有并发症，其中以肝性脑病、上消化道出血、肝癌溃破和合并感染居多。

## ● 肝癌的分期

1977年全国肝癌防治研究协作会议制订了肝癌的分期分型标准。该标准将肝癌分为三型三期。

肝癌的分型：

单纯型：临床和化验检查无明显肝硬化表现者。

硬化型：有明显的肝硬化临床和化验表现者。

炎症型：病情发展迅速并伴有持续高热或血清谷丙转氨酶升高1倍以上者。

肝癌的分期：

Ⅰ期：无明显的肝癌症状与体征者。

Ⅱ期：介于Ⅰ期与Ⅲ期之间者。

Ⅲ期：有黄疸、腹水、远处转移之一者。

# 肝癌的中医疗法

中医认为肝癌是正气不足、气滞、痰凝、血淤日久而引起的，中医疗法可延长生命、减轻痛苦、防止复发转移，最终实现"长期带癌生存"。

## 肝脏触诊

**肝脏触诊方法**

让患者平卧，左右膝部向上屈曲并稍分开。医生立于患者的右侧，左手垫于患者腰部，并向上推压；右手四指并列放在肋缘下面，让患者做深度的腹式呼吸，随着腹壁的起落向肋缘方向略加压力进行触诊。

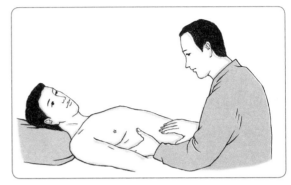

在人体的右肋下可触及肝脏，质地如触及嘴唇样感觉为质软，如触及鼻尖样感觉为质中等，如触及额角样感觉为质硬。

## 贴敷疗法

**药材：**雄黄60克，明矾60克，青黛60克，乳香60克，没药60克，芒硝10克，冰片3克，血竭30克。

**用法：**把选用的药材磨成细末，每次取30克药末，用1：4的米醋和猪胆汁调匀，敷于肝区，药末干的时候可以用胆汁湿润，每天贴敷8个小时。

**功用：**用于肝癌局部止痛。

● **中医专家教你的小窍门**

注意预防常见肝病，不食用霉变、油炸食品，不饮用被污染的水，多进食绿茶以及黑木耳、蘑菇等新鲜蔬菜。

要尽早发现肝癌的早期症状，赢得诊疗上的"领先时间"，增加肝癌患者的长期生存机会。

# ㉜ 胃炎

胃炎，是以胃黏膜的非特异性慢性炎症为主要病理变化的慢性疾病。

## ● 病因病机

胃炎的病因主要有三个方面：一是由急性胃炎转变而来；二是由其他疾病引起的续发炎症，如溃疡病、胃癌、胃扩张、胃下垂等；三是由饮食无节制、爱吃生冷辛辣食物、长期饮酒、过度吸烟、精神刺激等因素诱发。

## ● 诊断依据

1. 上腹部不适或疼痛，进食后加重，常有口臭、口苦、嗳气、恶心、食欲不振等症状。

2. 胃酸增高，临床征象可似溃疡病，也可发生胃出血。后期可见营养不良、消瘦、贫血、舌萎缩，部分患者胃酸减少，有时出现腹泻，本病可恶化成胃癌。

3. 胃液分析，察看胃酸值是否正常。

## ● 常用中医疗法

胃炎患者可以选用拔罐疗法。选取胆俞穴、肝俞穴、脾俞穴、膈俞穴、胃俞穴、三焦俞穴、内关穴、足三里穴，让患者取俯卧位，用闪火法将火罐吸拔在穴位上，留罐 15 分钟，每 2 日治疗 1 次，5 次为 1 个疗程。

也可以选用刮痧疗法。选取背部的膈俞穴、肝俞穴、胆俞穴、脾俞穴、胃俞穴、三焦俞穴、肾俞穴、气海俞穴、大肠俞穴，腹部的中脘穴、天枢穴，下肢的阴陵泉穴，采用面刮法，每穴刮拭 60 次。

另外，还可以选用下面的饮食疗法。

生姜米醋炖木瓜：生姜 5 克，木瓜 100 克，米醋少许。木瓜洗净切块，生姜洗净切片，一同放入砂锅，加米醋和水，用小火炖至木瓜熟即可。吃木瓜喝汤，可随意饮用。

韭菜籽炖猪肚：韭菜籽 9 克，猪肚 1 个。猪肚洗净，将韭菜籽放入其中。再将猪肚放入碗中，加调料，蒸到烂熟即可。可佐餐食用。

党参黄鳝汤：黄鳝 200 克，党参 20 克，红枣 10 克，佛手 5 克。把全部材料放入锅中，加适量清水，大火煮沸后，小火煮 1 个小时，调味即可。饮汤食肉，可佐餐用。

# 胃炎的中医疗法

## 拔罐疗法

### 对症取穴

胆俞穴、肝俞穴、脾俞穴、膈俞穴、胃俞穴、三焦俞穴、内关穴、足三里穴

让患者取俯卧位，对穴位皮肤进行常规消毒

↓

用闪火法将火罐吸拔在穴位上，留罐15分钟

↓

每2日治疗1次，5次为1个疗程

背部对症取穴

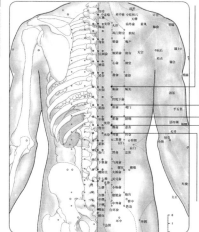

膈俞穴

　背部，当第七胸椎棘突下，旁开1.5寸。

肝俞穴

　背部，当第九胸椎棘突下，旁开1.5寸。

胆俞穴

　背部，当第十胸椎棘突下，旁开1.5寸。

脾俞穴

　背部，当第十一胸椎棘突下，旁开1.5寸。

胃俞穴

　背部，当第十二胸椎棘突下，旁开1.5寸。

## 刮痧疗法

### 对症取穴

背部：膈俞穴、肝俞穴、胆俞穴、脾俞穴、胃俞穴、三焦俞穴、肾俞穴、气海俞穴、大肠俞穴
腹部：中脘穴、天枢穴
下肢部：阴陵泉穴

| 时间 | 运板 | 次数 |
|------|------|------|
| 25分钟 | 面刮法 | 60次 |

胸部对症取穴

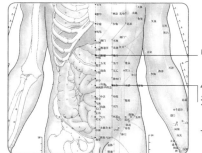

中脘穴

　前正中线上，脐中上4寸。

天枢穴

　平脐中，距脐中2寸处。

● 中医专家教你的小窍门

　增加机体抵抗力，增强锻炼，提高自身适应环境改变的能力。

　注意饮食卫生，不暴饮暴食，避免或减少食用对胃刺激性过大的食物，及时、彻底治疗胃炎。

# (33) 尿路结石

尿路结石依据病发的位置，可分为肾结石、输尿管结石和膀胱结石。临床表现有肾绞痛、血尿、尿路梗阻症状和继发性炎症。

## ◉ 病因病机

肾是泌尿系形成结石的原发部位，肾结石比其他任何部位的结石更易直接损伤肾脏，因此要尽早诊断和治疗。

肾结石多是夏季形成冬季发病。因为夏天人体大量出汗，如果不及时补水，排尿就会减少，加上紫外线照射皮肤，使体内的维生素 D 和维生素 A 增多，小肠吸收钙离子增多，尿液中排泄的钙就会增多，由于尿量少，钙就会形成结石停留在泌尿系统中。冬季人体不出汗，尿量随之增多，小结石随着尿液向下移动，肾结石的症状才表现出来。一般表现为小腹阵阵刺疼，从侧部开始向腹股沟移动，反胃并呕吐、多汗，严重者尿中带血。如果同时伴有炎症，就会导致发烧畏寒、频繁小便、排尿疼痛、尿液混浊且有异味。这时就需要马上就医。

## ◉ 诊断依据

1. 肾绞痛。从肾区向膀胱及生殖器呈放射的阵发性剧痛，痛时面色苍白，伴有冷汗、恶心、呕吐等症状。膀胱结石还可能出现尿频、尿急等膀胱刺激症状。

2. 肾区有叩击痛。痛时常伴肉眼血尿，尿解不出。或显微镜检查尿中具有大量红细胞。尿内可能会有结石排出。

3. X 线腹部平片检查，可找到结石阴影。有些结石，平片不显影，称阴性结石，须泌尿系造影才能发现。

## ◉ 常用中医疗法

尿路结石患者可以选用按摩疗法来辅助治疗。可以选取关元穴和中封穴，关元穴在下腹部，前正中线上，当脐中下 3 寸；中封穴在足背侧，当足内踝前，商丘与解溪连线之间，胫骨前肌腱的内侧凹陷处。采用按揉法，以有酸胀的感觉为度，先左后右，依次按摩。

还可选用手诊手疗法来辅助治疗。

# 尿路结石的中医疗法

## 按摩疗法一

关即关卡；元即元首。"关元"指的是任脉气血中的滞重水湿在此处不得上行。因为本穴物质为中极穴吸热上行的天部水湿之气，到达本穴后，大部分水湿被冷降于地，只有小部分水湿之气吸热上行，此穴位就如同天部水湿的关卡一样，所以名"关元"。

以左手中指指腹按压穴道，另手中指指腹按压在左手中指指甲上，同时用力揉按穴道，有酸胀的感觉。每次左右手中指在下各揉按1～3分钟，先左后右。

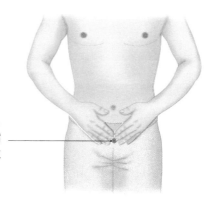

关元穴
　　双手置于小腹，掌心朝下，左手中指指腹所在位置的穴位即是。

## 按摩疗法二

中即正中；封即封堵。"中封"的意思是指肝经风气在此穴位势弱缓行，并化为凉性水气。本穴物质为太冲穴传来的急劲风气，由于本穴位处于足背的转折处，急劲风气行至本穴后，因经脉通道弯曲而受挫，急行风气变得缓行势弱，就像被风堵住了一样，所以名"中封"，也名"悬泉穴"。

用拇指指腹揉按穴位，有酸、胀、痛的感觉。每次左右各揉按3～5分钟，先左后右。

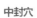

中封穴
　　正坐，将右脚置于左腿上，左手掌从脚跟处握住，四指在脚后跟，拇指位于足内踝前侧，拇指的位置即是。

● 中医专家教你的小窍门

　　如果确定患了尿路结石，要多运动，多喝白开水，不要饮用含糖饮料。
　　结石排出后，还要继续服用一段时间益气活血和清热利尿的药剂，以防止结石复发。

# 手诊手疗法

　　1. 坎位有"米"字纹或小方形纹符号，小指下坤位有三角形纹、"米"字纹，均提示患有前列腺结石信号。

　　2.3 线末端有小"岛"形纹，3 线凝敛而较短，约占全线长 2/3，提示易患肾结石及尿路结石。

● 手疗

| 手疗部位 | 步骤 | 选穴 | 方法 |
|---|---|---|---|
| 手背 | 第一步 | 腰腿脊反射区 | 按法 20 次 |
| 手侧 | 第二步 | 肾穴 | 摩法 20 次 |
| | 第三步 | 生殖穴 | 摩法 20 次 |

● 小贴士

（1）平时要少吃动物蛋白，例如动物的肉、内脏等。

（2）要少吃盐，尽量保持清淡的饮食。

（3）不要喝浓茶，要喝清茶或水。

## ● 对症手诊手疗法

看手诊病

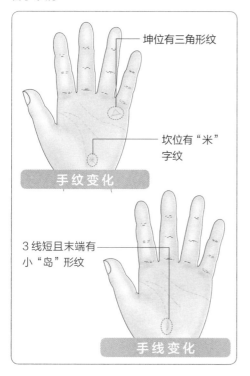

坤位有三角形纹

坎位有"米"字纹

**手纹变化**

3 线短且末端有小"岛"形纹

**手线变化**

手疗治病

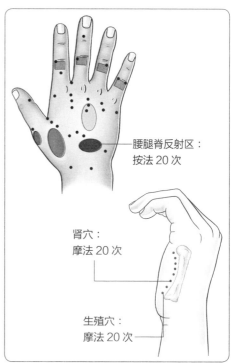

腰腿脊反射区：按法 20 次

肾穴：摩法 20 次

生殖穴：摩法 20 次

第四章 内科疾病的中医疗法

尿路结石手操自疗法

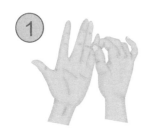

① 用拇指和食指从根部呈螺旋状捻按另一手掌小指。

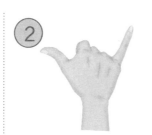

② 掌心向外，呈"六"字形状，快速内缩中间三指 6 次。

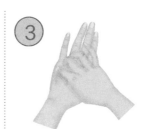

③ 右手拇指、食指揪捏小指掌骨延伸线直至腕横纹处的皮肤。

# ㉞ 高血压

高血压可分为原发性高血压和继发性高血压两类。原发性高血压是一种以血压升高为主要临床表现而病因尚未明确的独立疾病。继发性高血压又称为症状性高血压，疾病病因明确，高血压仅是该种疾病的临床表现之一，血压可暂时性或持久性升高。

## ● 病因病机

高血压是一种以动脉血压升高为主要表现的疾病。一般临床表现为血压持续地超过 140 / 90 毫米汞柱，多并有晕眩、头痛、头胀、耳鸣、心慌、手指发麻、面红、烦躁、失眠等症状，临床治疗常服用各种降压药物，但多因有不同程度的副作用而影响治疗效果。

中医认为高血压是肝肾阴阳失调引起的，现代医学则认为是神经中枢调节血压功能紊乱引起的。临床上很多高血压患者特别是肥胖患者常伴有糖尿病，而糖尿病也常伴有高血压，因此将两者称之为同源性疾病。糖尿病患者由于血糖增高，血液黏稠度增加，血管壁受损，血管阻力增加，易引起高血压。体重超重、膳食中高盐、过度饮酒和吸烟、社会心理因素等都与高血压的发生密切相关。

## ● 诊断依据

1. 症状复杂，常见的症状有头痛、头晕、头胀、耳鸣、心悸、四肢发麻、颈项僵硬、烦躁、失眠等。

2. 血压在 140 / 90 毫米汞柱以上。

## ● 常用中医疗法

高血压患者可以选用按摩疗法。选取百会穴和风府穴，百会穴在头部，当前发际正中直上 5 寸，或两耳尖连线的中点处；风府穴在项部，当后发际正中直上 1 寸，枕外隆凸直下，两侧斜方肌之间凹陷中。

也可以选用拔罐疗法。让患者取坐位，在对穴位进行常规消毒后，先用三棱针在大椎穴上点刺并使之有少量血液渗出，然后用闪火法将火罐迅速拔在穴位上，留罐 5 ～ 15 分钟。起罐后擦干净血迹并用棉纱包裹，以防感染。这种治疗每周 1 次，5 次为 1 个疗程。

另外，还可以选用下面的饮食疗法。

山楂降压汤：山楂 15 克，猪瘦肉 200 克，食用油 30 毫升，生姜 5 克，盐适量，葱 10 克，鸡汤 1000 毫升。猪瘦肉切片；姜拍松；葱切段。锅内加入食用油，烧至六成熟时，下入姜、葱爆香，加入鸡汤，烧沸后下入猪瘦肉、山楂、盐，用小火炖 50 分钟即可。

图解小疗法大健康一学就会

# 高血压的中医疗法

## 按摩疗法

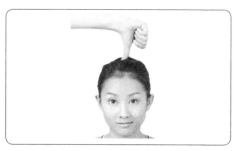

| 按摩部位 | 百会穴 | 按摩手法 | 按揉 |
| --- | --- | --- | --- |
| 按摩时间 | 3分钟 | 按摩力度 | 3 |

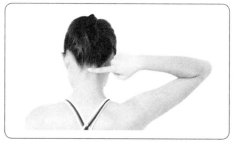

| 按摩部位 | 风府穴 | 按摩手法 | 按揉 |
| --- | --- | --- | --- |
| 按摩时间 | 2分钟 | 按摩力度 | 3 |

## 拔罐疗法

让患者取坐位，在对穴位皮肤进行常规消毒后，先用三棱针在大椎穴点刺并使之有少量血液渗出，然后用闪火法将火罐迅速拔在穴位上，留罐5～15分钟。起罐后擦干净血迹并用棉纱包裹，以防感染。每周1次，5次为1个疗程。

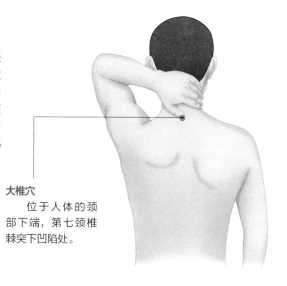

**大椎穴**
位于人体的颈部下端，第七颈椎棘突下凹陷处。

◉**中医专家教你的小窍门**

患者平时要注意饮食调节，以低盐、低动物脂肪饮食为宜，并避免进食富含胆固醇的食物。

合理安排作息时间，生活要有规律，避免过度劳累和精神刺激。应早睡早起，不宜在临睡前活动过多和看刺激性的影视节目。

注意保暖，避免受寒。因为寒冷可以引起毛细血管收缩，易使血压升高。病人如出现头痛、呕吐等高血压脑症状，需立即送医院治疗。

# ㉟ 冠心病

冠心病是老年多发病，是"冠状动脉粥样硬化性心脏病"的简称。主要症状表现是胸部出现压榨性的疼痛，并可迁延至颈部、下颌、手臂及腹部。

## ● 病因病机

冠心病的症状有眩晕、气促、出汗、寒战、恶心及昏厥。严重患者可能因为心力衰竭而死亡。

冠心病的确切病因尚不完全清楚，中医认为是正气亏虚、痰浊、血淤、气滞、寒凝，引起心脉痹阻不畅所致。该病与高血压、高脂血症、高粘血症、糖尿病、内分泌功能低下及年龄大等因素有关。吸烟与冠心病之间存在着明显的量与反应的对应关系，久坐及吸烟者患病概率更大。

## ● 常用中医疗法

冠心病患者可以采用按摩疗法来辅助治疗。选用屋翳穴和心俞穴，屋翳穴在胸部，当第二肋间隙，距前正中线4寸；心俞穴在背部，当第五胸椎棘突下，旁开1.5寸。

也可以采用贴敷疗法。取丹参、三七、檀香、乳香、没药、桃仁、红花、王不留行、血竭、郁金、莪术、冰片各适量。把上述药材研成细末，调成膏状，贴敷于左心俞，7天更换1次。

还可以采用手诊手疗法来辅助治疗。

另外，还可以选用下面的饮食疗法。

玉竹炖猪心：玉竹50克，猪心500克，生姜、葱、花椒、盐、白糖、味精、香油各适量。将玉竹洗净，切成段；猪心剖开，洗净血水，切块。将玉竹、猪心、生姜、葱、花椒同置锅内煮40分钟。调入盐、白糖、味精和香油即可。趁热空腹分2次食用。

山药白果粥：山药300克、瘦肉30克、白果10克、红枣4枚，生姜、葱、香菜、盐、鸡精各适量。山药切片，红枣泡发切碎，瘦肉剁蓉，生姜切丝，葱切花，香菜切末。砂锅中注水烧开，放入米煮成粥，放入白果、山药煮5分钟后加入红枣、瘦肉、姜丝煮烂，以盐和鸡精调味即可。

# 冠心病的中医疗法

## 按摩疗法

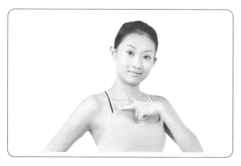

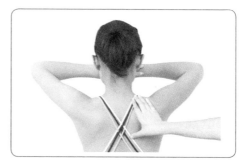

| 按摩部位 | 屋翳穴 | 按摩手法 | 按揉 |
|---|---|---|---|
| 按摩时间 | 1分钟 | 按摩力度 | 2 |

| 按摩部位 | 心俞穴 | 按摩手法 | 一指禅推法 |
|---|---|---|---|
| 按摩时间 | 2分钟 | 按摩力度 | 3 |

## 贴敷疗法

背部对症取穴

心俞穴 ———

　　背部，当第五胸椎棘突下，旁开1.5寸。

　　**药材：**丹参、三七、檀香、乳香、没药、桃仁、红花、王不留行、血竭、郁金、莪术、冰片各适量。

　　**用法：**把上述药材研成细末，调成膏状，贴敷于左心俞，7天更换1次。

●中医专家教你的小窍门

　　合理饮食，不要偏食，饮食不宜过量；生活要有规律，避免过度紧张；保持足够的睡眠，培养多种情趣；保持情绪稳定，切忌急躁、激动或闷闷不乐；多喝茶，不吸烟和酗酒。

## 手诊手疗法

1. 明堂处出现独立的三角形纹，说明患有冠心病，而且正向严重的方向发展。

2.3 线尾端出现三角形纹，提示心肌缺血，要预防隐性冠心病。

● 手疗

| 手疗部位 | 步骤 | 选穴 | 方法 |
|---|---|---|---|
| 手心 | 第一步 | 心悸点 | 掐法15次 |
| | 第二步 | 劳宫穴 | 揉法20次 |
| | 第三步 | 心穴 | 点法15次 |
| 手背 | 第四步 | 急救点 | 掐法20次 |

● **小贴士**

冠心病人牢记16字秘诀：

（1）心平气和。冠心病患者最忌脾气急躁，须经常提醒自己遇事要心平气和。

（2）宽以待人。宽恕别人不仅能给自己带来平静和安宁，也有利于疾病的康复。

（3）心胸开阔。冠心病患者对待金钱、地位以及对自己的疾病都要坦然。

（4）坚持锻炼。通过太极拳等保健活动，增强自身康复能力。

图解小疗法大健康一学就会

## ● 对症手诊手疗法

看手诊病

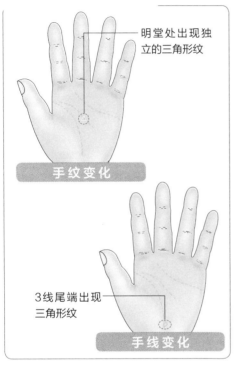

明堂处出现独立的三角形纹

手纹变化

3线尾端出现三角形纹

手线变化

手疗治病

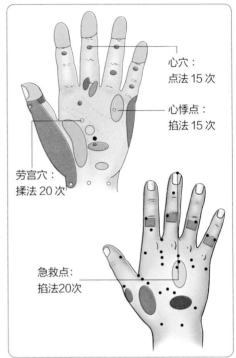

心穴:
点法15次

心悸点:
掐法15次

劳宫穴:
揉法20次

急救点:
掐法20次

冠心病手操自疗法

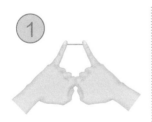

① 把木棒夹在两小指尖端之间,以指力挤压。

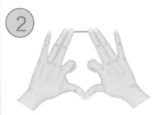

② 把一根木棒放在两中指尖端用力夹住,同时两手拇指相互抵住,两手食指内收。

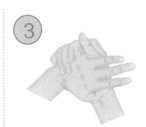

③ 右手掌横握左手掌,压住左手内收其小指,左手三指搭按在右手手背上。

# (36) 心绞痛

心绞痛是冠状动脉供血不足，心肌急剧的、暂时的缺血与缺氧所引起的以发作性胸痛或胸部不适为主要表现的临床综合征。

## ● 病因病机

本病多见于男性，多数病人在 40 岁以上，劳累、情绪激动、饱食、受寒、阴雨天气、急性循环衰竭等为常见的诱因。

## ● 诊断依据

1. 心绞痛应是压榨紧缩、压迫窒息、沉重闷胀性疼痛，其实也并非"绞痛"。少数病人可表现为烧灼感、紧张感或呼吸短促伴有咽喉或气管上方紧榨感。疼痛或不适感开始时较轻，而后逐渐增剧，然后逐渐消失，很少会因体位改变或深呼吸而受影响。

2. 疼痛或不适处常位于胸骨或其邻近，也可发生在上腹至咽部之间的任何部位，但极少在咽部以上。有时可位于左肩或左臂，偶尔也可伴于右臂、下颌、下颈椎、上胸椎、左肩胛骨间或肩胛骨上区，然而位于左腋下或左胸下者很少。对于疼痛或不适感分布的范围，病人常需用整个手掌或拳头来表示，仅用一根手指的指端来指示者极少。

3. 持续时间多为 3 ~ 5 分钟，偶有达 30 分钟的。

4. 诱发因素以体力劳累为主，其次为情绪激动、上楼、平地快步走、饱餐后步行、逆风行走，甚至用力大便或将臂举过头部的轻微动作，暴露于寒冷环境、进冷饮、身体其他部位的疼痛，以及恐怖、紧张、发怒、烦恼等情绪变化。但自发性心绞痛可在无任何明显诱因下发生。

## ● 常用中医疗法

心绞痛患者可以采用拔罐疗法，选取至阳穴，当心绞痛发作时，首先要对穴位皮肤进行消毒。然后用三棱针迅速点刺至阳穴并使之点刺出血，最后采用闪火法将罐吸拔在至阳穴上。留罐 5 分钟，疼痛可得到快速缓解。

也可以选用刮痧疗法，选取头部的太阳穴，胸腹部的膻中穴、中府穴，上肢部的内关穴、神门穴，采用面刮法，每个穴位刮拭 50 次。

# 心绞痛的中医疗法

## 拔罐疗法

| 所选穴位 |
| --- |
| 至阳穴 |

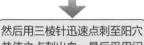

当心绞痛发作时，首先要对穴位皮肤进行消毒

↓

然后用三棱针迅速点刺至阳穴并使之点刺出血，最后采用闪火法将罐吸拔在至阳穴上

↓

留罐5分钟，疼痛可得到快速缓解

背部对症取穴

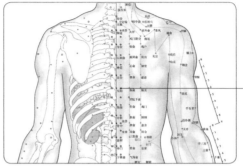

至阳穴
位于第七胸椎棘突下凹陷中处。

## 刮痧疗法

| 对症取穴 |
| --- |
| 头部：太阳穴 |
| 胸腹部：膻中穴、中府穴 |
| 上肢部：内关穴、神门穴 |

| 时间 | 运板 | 次数 |
| --- | --- | --- |
| 30分钟 | 面刮法 | 50次 |

头胸部对症取穴

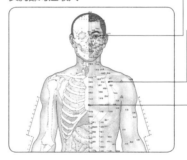

太阳穴
在耳郭前面，前额两侧，外眼角延长线的上方，两眉梢后凹陷处。

中府穴
胸前壁的外上方，前正中线旁开6寸，平第一肋间隙处。

膻中穴
位于胸部，当前正中线上，平第四肋间，两乳头连线的中点。

● 中医专家教你的小窍门

起居有常：早睡早起，避免熬夜工作，睡前不宜看紧张、恐怖的小说和电视。

身心愉快：应忌暴怒、惊恐、过度思虑以及过喜。

饮食调摄：饮食宜清淡，多食易消化的食物，少食多餐，晚餐量要少。

戒烟少酒：应绝对戒烟。少量饮用啤酒、黄酒、葡萄酒等低度酒可促进血液流动，调和气血。

# (37) 糖尿病

糖尿病是胰岛功能减退而引发的糖、蛋白质、脂肪、水和电解质等一系列代谢紊乱综合征。典型病例可出现多尿、多饮、多食、消瘦等表现，即"三多一少"症状。

## ● 病因病机

重症糖尿病患者会出现肺结核、高血压病、肾及视网膜微血管的病变等。

胰岛在胰腺内，可以分泌胰岛素。胰岛素的作用是促进糖代谢。当胰岛素分泌过少时，人体的糖代谢速度慢，就会患糖尿病，使患者血糖上升，尿中含糖。

中医称糖尿病为"消渴"。按照病情轻重，本病可分为上消、中消、下消。多因火热耗津，或阴火上蒸肺胃，导致肾虚、肺燥、胃热，最终导致本病。

## ● 诊断依据

1. 此病的主要特征：多饮、多食、多尿。

2. 皮肤容易反复感染，经常会生痈、疖。

3. 小便检查：尿糖阳性，空腹血糖高于 6.1 毫摩尔 / 升，餐后 2 小时血糖高于 11.1 毫摩尔 / 升。

4. 酮中毒：如有厌食、恶心、呕吐、腹痛，或嗅到苹果味时，应考虑糖尿病酮中毒的可能。严重的患者可出现昏迷、呼吸急促、血压下降、手足发冷、反射迟钝或消失等症状。尿糖呈阳性，尿酮呈阳性。

## ● 常用中医疗法

糖尿病患者可以采用按摩疗法来辅助治疗。选取中脘穴和中极穴，中脘穴位于上腹部，前正中线上，当脐中上 4 寸；中极穴在下腹部，前正中线上，当脐中下 4 寸。

也可以采用刮痧疗法。选取背部的大椎穴、肺俞穴、肝俞穴、脾俞穴、肾俞穴、命门穴，胸腹部的中脘穴、关元穴，上肢的鱼际穴、太渊穴，下肢的三阴交穴、太溪穴、太冲穴，运用推刮法，每个穴位刮拭 50 次。

还可选用拔罐疗法。

另外，还可以选用下面的饮食疗法。

韭菜茶：韭菜 100 克。把韭菜洗净后切成 4 厘米长的小段，加水 1000 毫升，大火煮开后转小火再煮 15 分钟，滤渣后当茶喝。不要加任何调料，每天喝 3 次，连喝 1 周。

# 糖尿病的中医疗法

## 按摩疗法

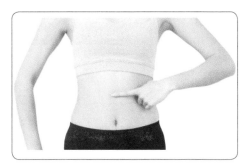 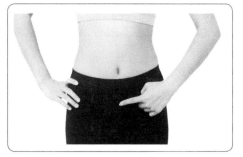

| 按摩部位 | 中脘穴 | 按摩手法 | 一指禅推法 |
|---|---|---|---|
| 按摩时间 | 1分钟 | 按摩力度 | 3 |

| 按摩部位 | 中极穴 | 按摩手法 | 一指禅推法 |
|---|---|---|---|
| 按摩时间 | 1分钟 | 按摩力度 | 4 |

## 刮痧疗法

| 对症取穴 |
|---|
| 背部：大椎穴、肺俞穴、肝俞穴、脾俞穴、肾俞穴、命门穴<br>胸腹部：中脘穴、关元穴<br>上肢部：鱼际穴、太渊穴<br>下肢部：三阴交穴、太溪穴、太冲穴 |

胸腹部对症取穴

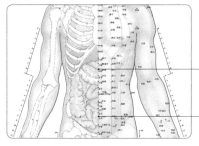

中脘穴
　　在前正中线上，脐中上4寸。

关元穴
　　位于下腹部，前正中线上，当脐中下3寸。

| 时间 | 运板 | 次数 |
|---|---|---|
| 30分钟 | 推刮法 | 50次 |

### ●中医专家教你的小窍门

　　按摩穴位前，最好配合腹肌拿揉5遍，小腿内侧按揉5分钟，腰背部按揉5分钟，效果更好。按摩可加强胰脏功能，减少并发症的发生。

　　在保证机体合理需要的情况下，应限制主食、油脂的摄入，忌食糖类。饮食应以适量米、面、杂粮配以蔬菜、豆类、瘦肉和鸡蛋等，戒烟、酒、浓茶和咖啡等。

# 拔罐疗法

**单纯火罐法 ①**

让患者取俯伏位，对穴位皮肤进行常规消毒，然后采用闪火法将罐吸拔在穴位上，留罐10分钟。每日治疗1次。

让患者取俯伏位，对穴位皮肤进行常规消毒

↓

采用闪火法将罐吸拔在穴位上

↓

留罐10分钟

**对症取穴**
肺俞穴、脾俞穴、三焦俞穴、肾俞穴、足三里穴、三阴交穴、太溪穴

**单纯火罐法 ②**

让患者取俯卧位以暴露出背部，对穴位皮肤进行常规消毒，然后用闪火法将罐吸拔在穴位上，留罐15～20分钟。每次选一侧穴位，每日1次，10次为1个疗程。

患者取俯伏位，对穴位皮肤进行常规消毒

↓

用闪火法将罐吸拔在穴位上

↓

留罐15～20分钟

**对症取穴**
肾俞穴、肺俞穴、胃俞穴、大肠俞穴、阳池穴

## ● 对症取穴

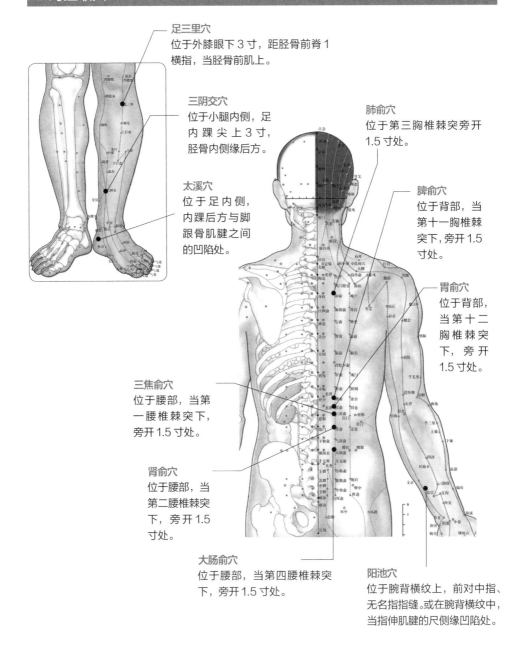

**足三里穴**
位于外膝眼下 3 寸，距胫骨前脊 1
横指，当胫骨前肌上。

**三阴交穴**
位于小腿内侧，足
内踝尖上 3 寸，
胫骨内侧缘后方。

**太溪穴**
位于足内侧，
内踝后方与脚
跟骨肌腱之间
的凹陷处。

**肺俞穴**
位于第三胸椎棘突旁开
1.5 寸处。

**脾俞穴**
位于背部，当
第十一胸椎棘
突下，旁开 1.5
寸处。

**胃俞穴**
位于背部，
当第十二
胸椎棘突
下，旁开
1.5 寸处。

**三焦俞穴**
位于腰部，当第
一腰椎棘突下，
旁开 1.5 寸处。

**肾俞穴**
位于腰部，当
第二腰椎棘突
下，旁开 1.5
寸处。

**大肠俞穴**
位于腰部，当第四腰椎棘突
下，旁开 1.5 寸处。

**阳池穴**
位于腕背横纹上，前对中指、
无名指指缝。或在腕背横纹中，
当指伸肌腱的尺侧缘凹陷处。

# (38) 痛风

痛风是由于嘌呤代谢紊乱引起的血尿酸持续增高并造成组织器官损伤的一种代谢性疾病，分为原发性和继发性两大类。

## ● 病因病机

随着人们生活水平的提高，饮食结构的改变，痛风也成了一种常见疾病，近年来发病率明显增加，男性患者居多。

中医认为痛风属于"痹病"的范畴，该病的发生与先天、后天因素都有关系，是由于人体免疫力低下，风、寒、热等邪气侵犯关节所导致，发病位置多在四肢，但是会有严重的并发症，多在肾脏等部位。

## ● 诊断依据

1. 发病的初期大多没有任何症状，实验室检查会有血尿酸持续或波动性升高。急性关节炎发作期，患者会感觉到午夜突发关节疼痛，关节附近可能出现脱皮、瘙痒等症状，转为慢性发作期后关节疼痛发作会较频繁，患处皮肤会出现溃疡。

2. 大多数痛风患者都有肾脏病变，甚至有些患者只有肾脏病变，而没有关节炎的症状。

3. 发病部位有肿胀发热现象，关节僵硬，活动受限。

4. 实验室检查发现血尿酸值高，X 光检查会发现邻近关节的骨质有圆形或不整齐的穿凿样透明缺损。

## ● 常用中医疗法

按摩治疗痛风是根据痛风的关节炎症状和疼痛部位选取相应关节附近的穴位进行按摩，来缓解患者的疼痛，是痛风的辅助治疗方法。由轻到重，每日 1 次，7 次为 1 个疗程。

也可以选用刮痧疗法，选用大椎穴、天柱穴至肩井穴，天柱穴至膏肓穴、神堂穴等经络穴位，运用推刮法，每个穴位刮拭 50 次。

# 痛风的中医疗法

## 按摩疗法

对症按摩

- 方法一 — 点按大椎穴、风池穴、肾俞穴，揉拿手、足三阴经，点按手三里穴、肩贞穴、合谷穴等穴位，适用于痛风各症

- 方法二 — 按揉足临泣穴、地五会穴等穴位和足部关节至踝关节，适用于痛风偏下肢症状者

- 方法三 — 点揉手背侧、合谷穴、阳溪穴、阳池穴以及手部小关节至腕关节，适用于痛风偏上肢症状者

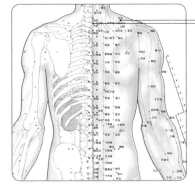

手部对症取穴

阳池穴

位于手腕部位，即腕背横纹上，前对中指、无名指指缝。或在腕背横纹中，指伸肌腱的尺侧缘凹陷处。

阳溪穴

位于腕背横纹桡侧，拇指向上翘起时，拇短伸肌腱与拇长伸肌腱之间的凹陷中。

合谷穴

位于手背第一、二掌骨间，第二掌骨桡侧的中点处。

## 刮痧疗法

### 对症取穴

大椎穴、天柱穴至肩井穴、天柱穴至膏肓穴、神堂穴等经络穴位

| 时间 | 运板 | 次数 |
|------|------|------|
| 30分钟 | 推刮法 | 50次 |

背部对症取穴

肩井穴

位于肩上，大椎穴与肩峰端连线的中点。

大椎穴

位于第七颈椎棘突下凹陷中。

●中医专家教你的小窍门

痛风患者应该多饮水，以加快尿酸的排泄，每天饮水量不少于8杯。

多吃碱性和低嘌呤含量的食品，例如白菜、黄瓜、萝卜、香蕉、苹果等。不宜食用动物的内脏和海鲜，忌酒，尤其是啤酒。

# ㊴ 痢疾

痢疾是由痢疾杆菌引起的急性肠道传染病，症状为腹痛、腹泻、发热、大便中有脓性分泌物或血。

## ● 病因病机

痢疾发作时，分为急性期和慢性期。一般前两天为急性期，此时症状非常明显。这一时期要禁食，以辅液补给身体营养，让肠道得到彻底清理和休息。

中医认为痢疾的病变主要在脾胃与肠道，致病原因多是为外邪、饮食所伤和脏腑虚弱等。

## ● 常用中医疗法

痢疾患者可以采用耳压疗法。用毫针柄的钝端刺激大肠、小肠、直肠反射区的下段，如果病情严重影响进食的患者还可以刺激贲门的对应位置。

也可以选用艾灸疗法。可以选用足三里穴、天枢穴、上巨虚穴，采用隔盐灸，先把盐放在穴位上，再把艾炷置于盐上，点燃艾炷，以温热舒适为度，每穴灸 3 ~ 5 炷，每日 1 次，5 天为 1 个疗程。

## ● 痢疾患者的食疗

待症状缓解后，进入慢性期，可进食清淡的流质食物，如米汤、稀藕粉等。以少食多餐为原则，每日增加至 6 次，并适当饮用盐开水。大便次数再次减少后，饮食上仍以流食为主，但种类增加，可以吃鸡蛋羹、蛋花汤、果汁、菜汁等。之后，根据病情，食物逐渐增稠，原则上只要易消化、没有刺激性、不产生胀气即可。在恢复到正常人的饮食之前，可以吃白米粥、细挂面、薄面片、烤面包、烤馒头片、鱼肉、鸡肉末等。

在患者没有完全恢复以前，忌食粗粮、豆类、牛奶及含纤维高的蔬菜和水果，但是可以将新鲜的果蔬制成菜泥、果泥、果汁等。

在食疗偏方中，可选用具有杀菌作用的食物，如茶叶和蒜。多饮茶，或者每天食用蒜，食用的数和量可根据胃部的抵抗能力，逐渐增加至每日 3 次。

# 痢疾的中医疗法

## 耳压疗法

用毫针柄的钝端刺激大肠、小肠、直肠反射区的下段，如果病情严重影响进食的患者还可以刺激贲门的对应位置。

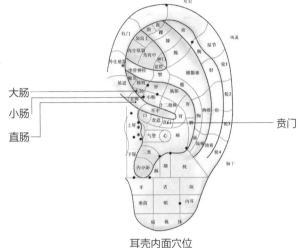

大肠
小肠
直肠

贲门

耳壳内面穴位

## 艾灸疗法

可以选用足三里穴、天枢穴、上巨虚穴等穴位，采用隔盐灸，先把盐放在穴位上，再把艾炷置于盐上，点燃艾炷，以温热舒适为度，每穴灸3~5炷，每日1次，5天为1个疗程。

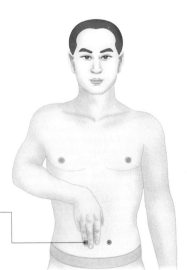

**天枢穴**

仰卧或正坐，双手手背向外，拇指与小指弯曲，中间三指并拢，以食指指腹贴于肚脐，无名指所在之处即是。

 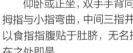

●**中医专家教你的小窍门**

要做好痢疾患者排出物的消毒处理，管理好水源，防止病菌继续传播。注意饮食和用水的卫生，痢疾流行期间可以多食用蒜，具有杀菌的作用。

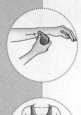

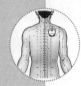

# 本章看点

- **痈**
  外敷与针灸，远离痈痛的烦恼

- **丹毒**
  外敷与耳压疗法，治疗丹毒有奇效

- **荨麻疹**
  拔罐、刮痧与手疗，赶走烦人的瘙痒

- **手足癣**
  选择针灸疗法，轻松治愈手足癣

- **神经性皮炎**
  拔罐、刮痧与艾灸，神经性皮炎不再发

- **痤疮**
  拔罐与刮痧，防治痤疮效果好

- **斑秃**
  针灸、刮痧与艾灸，消除斑秃烦恼

- **胆结石**
  按摩与贴敷，远离胆结石的痛苦
  ……

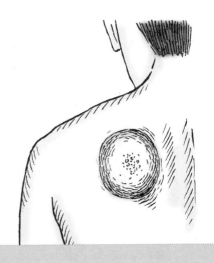

# 第五章
## 外科疾病的中医疗法

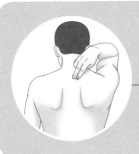

本章教你如何利用中医疗法来治疗常见外科疾病。

# ㊵ 痈

痈，也属于阳证。它是指多个毛囊和皮脂腺的急性化脓性感染，致病细菌多为金黄色葡萄球菌或白色葡萄球菌。

## ● 病因病机

痈，多发于脖颈处和背部。发于脖颈处的痈，俗称"脑疽"；发于背部的，俗称"发背""搭手"。痈多见于成年人，有糖尿病的人更易发生，且不易愈合。

痈在中医中属于"有头痈"的范畴，中医认为痈是外感湿热，五脏蕴毒，气血凝滞导致的疾病。

## ● 诊断依据

1. 痈刚发作时，为粟粒样白头，然后，红肿范围逐渐扩大，在中央形成多个似蜂窝状的脓头，周围组织红肿硬结，疼痛剧烈。

2. 体温在 38 ～ 39℃，严重的可能会有高热、寒战、头痛、头昏等症状出现，导致全身性感染。

3. 实验室检查发现，白细胞计数增加，脓液培养多见金黄色葡萄糖菌生长。另外还可以通过常规检测发现有无尿糖阳性反应。

## ● 常用中医疗法

痈刚发作时，可采用新鲜草药或金黄膏外敷。在脓肿形成或坏死组织未脱时，可作"+""++"形切开引流，创面用八二丹或九一丹、金黄膏或红油膏外敷。

也可以选用针灸疗法，选取身柱穴、灵台穴、委中穴，用三棱针在所取穴位上点刺，并挤血数滴。每日1次，5次为1个疗程。

# 痈的中医疗法

## 外治法

痈刚发作时，可采用新鲜草药或金黄膏外敷。

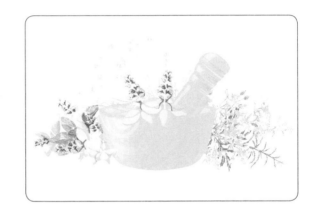

## 针灸疗法

用三棱针在所取穴位上点刺，并挤血数滴。每日1次，5次为1个疗程。

| 对症取穴 |
| --- |
| 背部：身柱穴、灵台穴 |
| 下肢部：委中穴 |

背部对症取穴

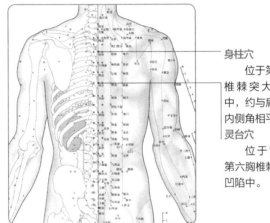

**身柱穴**

位于第三胸椎棘突大凹陷中，约与肩胛骨内侧角相平。

**灵台穴**

位于背部，第六胸椎棘突下凹陷中。

●中医专家教你的小窍门

要注意个人卫生，保持皮肤清洁，及时治疗疖肿。创面四周皮肤要保持清洁，以免伴发皮疹、疖肿。局部不宜挤压。

患在项部的可用四头带包扎，患在上肢的宜用三角巾悬吊，患在下肢的宜将下肢抬高。有全身症状时，应考虑适当休息。

# 41 丹毒

丹毒是皮肤及网状淋巴管的急性炎症，发病急，恶寒发热，局部出现水肿性红斑，界限明显、发展迅速，多发于颜面和下肢。

## ● 病因病机

所有年龄段的人都可能患上丹毒，发病原因至今没有确定，根据发病部位的不同又有不同的病名，例如发在头部的患者叫"抱头火丹"，发在躯干的患者叫"内发丹毒"等。

丹毒的病因为"火热毒邪"外侵，根本的原因在于火毒炽盛，气血壅滞。

## ● 诊断依据

1. 丹毒多发于小腿和颜面部位，发病前多有皮肤破损史。丹毒起病比较急，患者常有头痛、畏寒、发热等症状，局部出现水肿性红斑，颜色鲜红，中间颜色较淡，边缘清楚，很快就会蔓延成大片的鲜红，比正常皮肤高，边界清楚，用手按后颜色会消失，松手后即快速恢复。

2. 少数患者有皮肤坏死的现象，患处附近的淋巴结有肿大、疼痛现象。

3. 实验室检查皮肤病理切片显示真皮高度水肿，血管淋巴管扩张，可深达皮下组织。

## ● 常用中医疗法

可以选用外治法。选用鲜荷叶、鲜蒲公英或鲜马齿苋全草，捣烂湿敷，干后调换，或者用冷开水湿润即可。

也可以选用耳压疗法。用毫针柄的钝端对肾上腺、神门穴、耳尖、耳背静脉、皮损对应的部位进行中强刺激，也可以对耳尖、耳背静脉点刺出血。

## ● 单验方

仙人掌根 10 克，捣烂敷患处，每日 1 次。

# 丹毒的中医疗法

## 外治法

可以用鲜荷叶、鲜蒲公英或鲜马齿苋全草，捣烂湿敷，干后调换，或者用冷开水湿润即可。

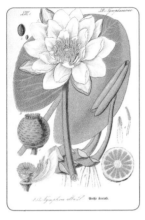

荷叶

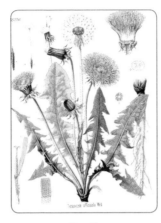

蒲公英

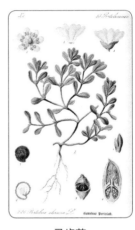

马齿苋

## 耳压疗法

用毫针柄的钝端对肾上腺、神门穴、耳尖、耳背静脉、皮损对应的部位进行中强刺激，也可以对耳尖、耳背静脉点刺出血。

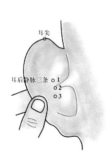

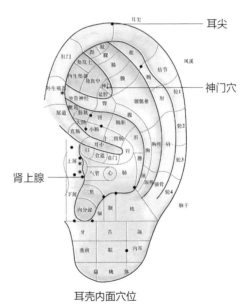

耳壳内面穴位

●**中医专家教你的小窍门**

有皮肤破损要及时处理，避免感染；有足癣的患者要彻底治愈，以免复发。

患者应卧床休息，抬高患肢部位。忌食辛辣、鱼腥、肥腻等食物。

# (42) 荨麻疹

荨麻疹俗称风疹块，是一种常见的过敏性疾病。临床主要表现为皮肤突然出现成块成团的风团，异常瘙痒。

## ● 病因病机

如发于咽喉，可致呼吸困难；发于肠胃可致恶心、呕吐、腹痛等症状。根据临床诊断要点可分为寻常性荨麻疹、寒冷性荨麻疹、日光性荨麻疹等。现代医学认为，进食虾、蛋、奶，接触荨麻，吸入花粉、灰尘，虫蚊叮咬以及寒冷刺激、药物过敏等都可引起荨麻疹。

## ● 诊断依据

1. 起病快、瘙痒明显，发作后短时间内可自行消退，一天可发作数次。

2. 皮损只表现为大小、形态不一的风团。若发生在眼睑、口唇等组织松弛部位并表现出特别明显的水肿，此为血管神经性水肿。

3. 当荨麻疹波及胃肠道、心脏时有胸闷、气急、腹痛、腹泻的症状，有时腹痛剧烈可误诊为急腹症。喉头水肿还可能会发生窒息。

4. 皮损广泛，颜色特别红，全身症状（发热等）明显者，则可能是药物过敏引起，应详细询问病人在发作前有无服用药物及其他特殊食物史。

5. 本病一般发作1天或数天即愈，亦有反复发作者，经久不愈可转化为慢性荨麻疹。

## ● 常用中医疗法

荨麻疹患者可以选用拔罐疗法。选取神阙穴，患者取仰卧位，暴露脐部。采用闪火法将罐吸拔在穴位上，留罐5～10分钟。起罐后再拔，连续3次为1次治疗，以局部皮肤有明显淤血为佳。每日1次，3次为1个疗程，疗程间隔为3～5日。

也可以选用刮痧疗法。选取背部的风府穴、大椎穴、膈俞穴，上肢的曲池穴，下肢的血海穴，运用平刮法，每个穴位刮拭40次。

还可选用手诊手疗法。

# 荨麻疹的中医疗法

## 拔罐疗法

对症取穴

神阙穴

患者取仰卧位，暴露脐部

↓

采用闪火法将罐吸拔在穴位上，留罐5~10分钟

↓

起罐后再拔，连续3次为1次治疗，以局部皮肤有明显淤血为佳。每日1次，3次为1个疗程，疗程间隔为3~5日

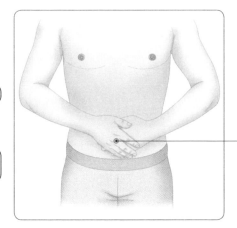

神阙穴
位于中腹部，脐中央。

## 刮痧疗法

刮拭部位

背部：风府穴、大椎穴、膈俞穴
上肢部：曲池穴
下肢部：血海穴

| 时间 | 运板 | 次数 |
| --- | --- | --- |
| 25分钟 | 平刮法 | 40次 |

背部对症取穴

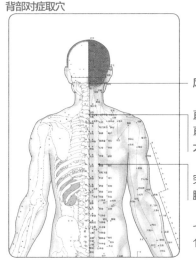

风府穴
位于后发际正中直上1寸，枕外隆凸直下凹陷中。

大椎穴
位于第七颈椎棘突下凹陷中。

膈俞穴
位于背部，当第七胸椎棘突下，旁开1.5寸。

●中医专家教你的小窍门

　　患者要保持心情舒畅，避免精神紧张、焦虑、忧郁等。要避免用热水烫洗患处以及过多使用皮肤清洁用品。如果荨麻疹在面部，女性应该停止使用化妆品。

# 手部诊疗法

## ● 手诊流程

1. 9 线出现点断性连续，提示为过敏性体质。

2. 两条 9 线重叠在一起，形成两层，或者一条 9 线，但很粗壮。

## ● 手疗

| 手疗部位 | 步骤 | 选穴 | 方法 |
|---|---|---|---|
| 手背 | 第一步 | 胃脾大肠区 | 摩法 20 次 |
| | 第二步 | 肺穴 | 揉法 20 次 |
| 手侧 | 第三步 | 后溪 | 揉法 20 次 |
| | 第四步 | 合谷 | 揉法 20 次 |

## ● 小贴士

1. 得了荨麻疹后，不要用手抓感染部位，也不要热敷。
2. 尽量少吃含有人工添加剂的食品，多吃新鲜蔬菜和水果。
3. 多摄取葡萄、绿茶、海带、西红柿、芝麻、黄瓜、胡萝卜、香蕉、绿豆等碱性食物。
4. 出游时可戴口罩以预防传染。

图解小疗法大健康一学就会

## ● 对症手诊手疗法

看手诊病

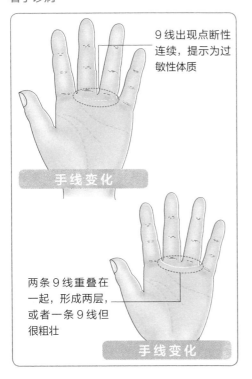

9线出现点断性连续，提示为过敏性体质

**手线变化**

两条9线重叠在一起，形成两层，或者一条9线但很粗壮

**手线变化**

手疗治病

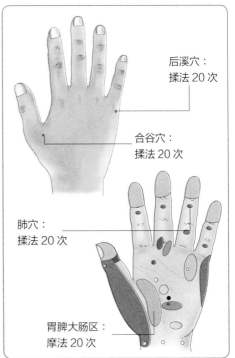

后溪穴：揉法 20 次

合谷穴：揉法 20 次

肺穴：揉法 20 次

胃脾大肠区：摩法 20 次

荨麻疹手操自疗法

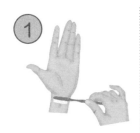

① 用牙刷横向平刷手掌腕横纹内侧，左右各刷30次。

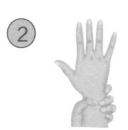

② 右手掌心向外伸，左手保持横握以固定右手腕部，右手掌顺时针、逆时针各旋转10次。

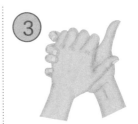

③ 右手掌横握左手掌，两手五指均紧扣，用力挤压。

第五章 外科疾病的中医疗法

127

# ㊸ 手足癣

手足癣是发病于手或足部的皮肤癣菌感染，足癣多于手癣，手癣常由足癣感染而来。

## ● 病因病机

手足癣分为三种类型：水疱型、糜烂型、鳞屑型。水疱型是指发病部位在皮肤深层，伴随剧烈的瘙痒，水疱可互相融合，破后成环状，可能导致丹毒等继发性感染。糜烂型是由真菌感染导致的，表现为浸渍、糜烂，有渗液，会因为抓痒导致继发性的细菌感染。鳞屑是指手部或足部呈不规则红斑鳞屑性皮损，界限清楚，一般手足皮肤干燥的季节容易患上此病。

中医认为手癣属于"鹅掌风"的范畴，足癣属于"脚湿气""脚气"的范畴，是因风、湿等邪侵表所致，现代医学认为是真菌感染所致。

## ● 诊断依据

1. 手癣多发于手指侧面、屈侧、指间和掌心等部位，夏季症状明显，冬季会好转。

2. 足癣四季皆可发病，多发于足底、侧缘、指缝等部位，感觉患处剧痒，抓破后疼痛，病程长，难以根治。

3. 实验室检查可发现患处取样显微镜下检查和真菌培养都呈阳性。

## ● 常用疗法

手足癣的治疗，是要多方面综合治疗，首先以外用药为主。建议在医生的指导下服用钙剂、抗组胺药、谷维素等症状外用药，主要是以收敛、止痒为主。常用含薄荷或酚炉甘石洗剂或止痒酒精外擦，症急可用硼酸液、醋酸铝式明矾溶液湿敷或浸泡，损害好转干燥脱屑时则用尿素霜皮质类固醇或硫磺霜治疗。

## ● 中医疗法

手足癣患者可以选用针灸疗法。选取合谷穴、后溪穴、外关穴、中都穴、八邪穴、曲池穴、足三里穴、三阴交穴，对针具和患处进行常规消毒，进针后进行平补平泻法，每日或隔日1次，10次为1个疗程。

# 手足癣的中医疗法

## 针灸疗法

对针具和患处进行常规消毒，选取合谷、后溪、外关、中都、八邪、曲池、足三里、三阴交各穴，进针后进行平补平泻法，每日或隔日1次，10次为1个疗程。

身体侧部对症取穴

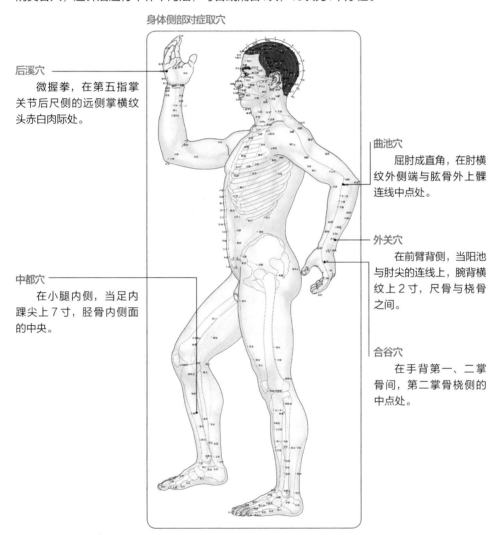

**后溪穴**

微握拳，在第五指掌关节后尺侧的远侧掌横纹头赤白肉际处。

**中都穴**

在小腿内侧，当足内踝尖上7寸，胫骨内侧面的中央。

**曲池穴**

屈肘成直角，在肘横纹外侧端与肱骨外上髁连线中点处。

**外关穴**

在前臂背侧，当阳池与肘尖的连线上，腕背横纹上2寸，尺骨与桡骨之间。

**合谷穴**

在手背第一、二掌骨间，第二掌骨桡侧的中点处。

●中医专家教你的小窍门

注意手足部位的保养，避免接触致病因素。家中各人的洗漱用品要分开使用，患者用过的物品要及时消毒，同时还要积极预防和治疗手足癣的并发症。

# (44) 神经性皮炎

神经性皮炎又称慢性单纯性苔藓，是一种慢性的以剧烈瘙痒为主要表现的皮肤疾病。这种疾病好发于颈部、四肢、腰骶，常为对称性分布。

## ◉ 病因病机

神经性皮炎为常见多发性皮肤病，多见于成年人，儿童一般不发病，夏季多发或季节性不明显。现代医学认为，本病的发生与精神因素有关，情绪波动、精神紧张、劳累过度均可促使本病发生或加剧。

## ◉ 诊断依据

1. 皮疹好发于颈部、四肢伸侧及腰部、外阴等部位。

2. 自觉剧痒，病程进展缓慢，可反复发作或迁延不愈。

3. 常先有局部瘙痒，经反复搔抓摩擦后，局部出现粟粒状的圆形或多角形扁平丘疹，呈皮色、淡红或淡褐色，稍有光泽，以后皮疹数量增多且融合成片，成为典型的苔藓样皮损，皮损大小形态不一，四周可有少量散在的扁平丘疹。

4. 临床上分为局限型和播散型。

## ◉ 常用中医疗法

神经性皮炎患者可以选用拔罐疗法，选取大椎穴、身柱穴、肺俞穴和病灶处，让患者采用适当体位，对相应穴位及病灶处皮肤进行常规消毒，用三棱针点刺相应穴位，用皮肤针对病灶处叩刺出血，用闪火法将火罐吸拔在穴位及病灶处，留罐 10 ~ 15 分钟，每两日 1 次。

也可以选用刮痧疗法。选取颈背部的风池穴、天柱穴、肺俞穴，上肢的曲池穴，下肢的委中穴，运用平刮法，每个穴位刮拭 30 次。

还可选用艾灸疗法。

另外，还可以选用下面的饮食疗法。

花生赤豆红枣汤：花生米（带红衣）90 克，赤小豆 60 克，红枣 60 克，蒜 30 克。将所有材料入锅煮汤。早晚分服。

绿豆百合薏苡仁粥：绿豆 25 克，薏米 50 克，鲜百合 100 克，白糖适量。绿豆、薏苡仁加水煮至五成熟，然后加入去内膜的百合，用小火熬粥，快熟时用白糖调味即可。每日 1 ~ 2 次。

# 皮炎的中医疗法

## 拔罐疗法

| 对症取穴 |
| --- |
| 大椎穴、身柱穴、肺俞穴 |

**操作步骤**

让患者采用适当体位，对相应穴位皮肤进行常规消毒

↓

用三棱针点刺相应穴位，用皮肤针对病灶处叩刺出血，用闪火法将火罐吸拔在穴位及病灶处

↓

留罐10~15分钟，每两日1次

## 刮痧疗法

| 刮拭部位 |
| --- |
| 颈背部：风池穴、天柱穴、肺俞穴<br>上肢：曲池穴<br>下肢：委中穴 |

| 时间 | 运板 | 次数 |
| --- | --- | --- |
| 20分钟 | 平刮法 | 30次 |

背部对症取穴

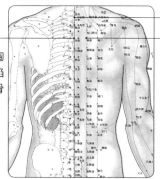

**身柱穴**
位于第三胸椎棘突大凹陷中，约与肩胛骨内侧角相平。

**大椎穴**
位于第七颈椎棘突下凹陷中。

**肺俞穴**
位于第三胸椎棘突下旁开1.5寸。

背部对症取穴

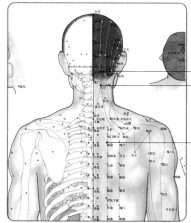

**风池穴**
位于后颈部，枕骨下，胸锁乳突肌与斜方肌上端之间的凹陷中。

**天柱穴**
位于后头骨正下方凹处。

**肺俞穴**
位于第三胸椎棘突下旁开1.5寸。

● **中医专家教你的小窍门**

避免可能导致本病的外界刺激因素，如过度饮酒、咖啡等兴奋刺激食物，或服用某些作用于神经系统的药物及内裤摩擦、搔抓等局部刺激等。

避免疾病影响因素，如消化系统疾病内分泌障碍等。

# 艾灸疗法

## ● 急性湿疹

多表现为湿热证，丘疹红肿成片，糜烂渗液，瘙痒剧烈，或伴发热，便秘，溲赤。

| 灸法 | 选穴 | 灸治时间 / 次数 | 材料 | 主治 |
|---|---|---|---|---|
| 艾炷灸 | 阿是穴、膈俞穴、风池穴、曲池穴、合谷穴、血海穴、三阴交穴、行间穴、太渊穴、太白穴、阴陵泉穴 | 3 ~ 5壮，每日1次 | 艾炷若干 | 急性湿疹型神经性皮炎 |
| 艾炷隔蜂房灸 | 阿是穴、膈俞穴、风池穴、曲池穴、合谷穴、血海穴、三阴交穴、行间穴、太渊穴、太白穴、阴陵泉穴 | 3 ~ 5壮，隔日1次 | 艾炷若干，炒蜂房末适量 | 急性湿疹型神经性皮炎 |

## ● 血虚风燥型

多见于年老体弱者，病程较长，皮损色淡或灰白，干燥肥厚，粗糙脱屑，状如牛颈之皮，伴头晕目眩、失眠神疲。

| 灸法 | 选穴 | 灸治时间 / 次数 | 材料 | 主治 |
|---|---|---|---|---|
| 艾炷灸 | 阿是穴、膈俞穴、风池穴、曲池穴、合谷穴、血海穴、三阴交穴、行间穴、足三里穴、神门穴、照海穴 | 3 ~ 5壮，每日1次 | 艾炷若干 | 血虚风燥型神经性皮炎 |
| 艾炷隔蜂房灸 | 阿是穴、膈俞穴、风池穴、曲池穴、合谷穴、血海穴、三阴交穴、行间穴、足三里穴、神门穴、照海穴 | 3 ~ 5壮，隔日1次 | 艾炷若干，炒蜂房末适量 | 血虚风燥型神经性皮炎 |

图解小疗法大健康一学就会

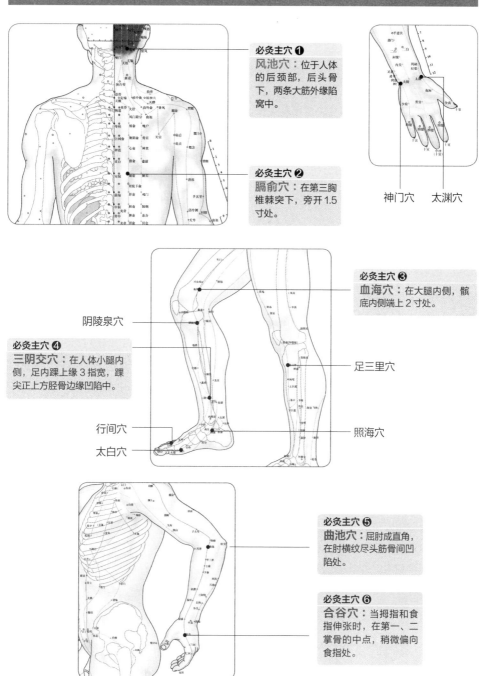

必灸主穴 ❶
风池穴：位于人体的后颈部，后头骨下，两条大筋外缘陷窝中。

必灸主穴 ❷
膈俞穴：在第三胸椎棘突下，旁开1.5寸处。

神门穴　　太渊穴

必灸主穴 ❸
血海穴：在大腿内侧，髌底内侧端上2寸处。

阴陵泉穴

必灸主穴 ❹
三阴交穴：在人体小腿内侧，足内踝上缘3指宽，踝尖正上方胫骨边缘凹陷中。

足三里穴

行间穴

太白穴

照海穴

必灸主穴 ❺
曲池穴：屈肘成直角，在肘横纹尽头筋骨间凹陷处。

必灸主穴 ❻
合谷穴：当拇指和食指伸张时，在第一、二掌骨的中点，稍微偏向食指处。

第五章　外科疾病的中医疗法

133

# (45) 痤疮

痤疮，又叫青春痘、粉刺、毛囊炎等，是由于毛囊及皮脂腺阻塞、发炎所引发的一种皮肤病。

## ● 病因病机

青春期时，体内的激素会刺激毛发生长，促进皮脂腺分泌更多油脂，毛囊和皮脂腺因此堆积许多物质，使油脂和细菌附着，引发皮肤产生红肿反应。由于这种症状常见于青年男女，所以才称它为"青春痘"。其实，青少年不一定都会长青春痘；而青春痘也不一定只长在青少年的身上。

## ● 诊断依据

1. 基本损害为毛囊性丘疹，中央有一黑点，称黑头粉刺；周围色红，挤压有米粒样白色脂栓排出；另有无黑头、成灰白色的小丘疹，称白头粉刺。破溃痊愈后，可遗留暂时色素沉着或有轻度凹陷的疤痕，甚至破溃后形成多个疤痕，严重者呈橘皮脸。

2. 发病人群以 15～30 岁为主，因为随着皮肤油脂分泌量的下降，皮肤会慢慢由油性转干性，青春痘的程度自然减轻。发病部位以颜面为多，亦可见于胸背上部及肩胛处，胸前、颈后、臀部等处。

3. 聚合性痤疮病程长，多发于男性，常见丘疹、结节、囊肿、脓肿、窦道、瘢痕等多种损害混在一起。

4. 怀孕时，受激素的影响，皮肤的皮脂腺分泌量会增加，所以孕妇长痤疮也是一种正常的生理现象。大多数孕妇会觉得脸变油、鼻子变大。

## ● 常用中医疗法

痤疮患者可以选用拔罐疗法。选取背部的大椎穴、肺俞穴，上肢的曲池穴，让患者取俯卧位，在对穴位皮肤进行常规消毒后，先用三棱针点刺或者用皮肤针叩刺所选穴位，然后再用闪火法将罐吸拔在穴位上，并留罐 10～15 分钟。每 4 日 1 次，10 次为 1 个疗程。

也可以选用刮痧疗法。选取背部的肝俞穴、肾俞穴，上肢的曲池穴，下肢的厉兑穴、内庭穴，运用平刮法，每个穴位刮拭 40 次。

# 痤疮的中医疗法

## 拔罐疗法

| 对症取穴 |
| --- |

背部：大椎穴、肺俞穴
上肢部：曲池穴

让患者取俯卧位，再对穴位
皮肤进行常规消毒

↓

先用三棱针点刺或者用皮肤
针叩刺所选穴位，然后再用
闪火法将罐吸拔在穴位上

↓

留罐10～15分钟。每4日1次，
10次为1个疗程

背部对症取穴

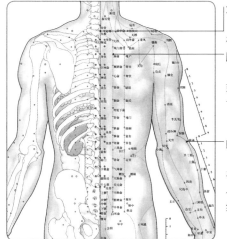

**大椎穴**
位于第七颈
椎棘突下凹陷中。

**肺俞穴**
在第三胸椎
棘突下，旁开1.5
寸处。

**曲池穴**
屈肘成直角，
在肘横纹外侧端
与肱骨外上髁连
线中点处。

## 刮痧疗法

| 对症取穴 |
| --- |

背部：肝俞穴、肾俞穴
上肢部：曲池穴
下肢部：厉兑穴、内庭穴

| 时间 | 运板 | 次数 |
| --- | --- | --- |
| 25分钟 | 平刮法 | 40次 |

背部对症取穴

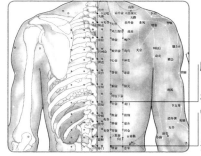

**肝俞穴**
在背部，当第九胸
椎棘突下，旁开1.5寸。

**肾俞穴**
在第二腰椎棘突旁
开1.5寸处。

### ●中医专家教你的小窍门

养成健康合理的生活方式、合理饮食、保证睡眠质量、避免长期疲劳和烟酒过量。
谨慎服用避孕药、减肥药、催经药或含有溴化物、碘化物的药品，这些药物会
引起内分泌失衡或引发毒素堆积形成所谓的"毒性暗疮"。

# (46) 斑秃

斑秃俗称"鬼剃头"，是一种骤然发生的局限性斑片状的脱发性毛发病。斑秃病变处头皮正常，无炎症及自觉症状。

## ● 病因病机

本病病程非常缓慢，可自行缓解和复发。如果整个头皮毛发全部脱落，称为全秃；如果全身所有毛发均脱落者，称普秃。此病与免疫力失调、压力突然加大有一定关系。

## ● 诊断依据

1. 突然出现脱发斑，其数目及大小不定。

2. 脱发处的头皮及其他头发并无异常，亦无主观症状。

3. 范围大者可致全部头发脱落，甚至出现眉毛、腋毛、阴毛、胡须等亦完全脱落的普秃状况。

4. 病因：遗传、工作压力、节食减肥、清洁不当、染发剂带来的化学污染和激素分泌异常等。

## ● 常用中医疗法

斑秃患者可以选用针灸疗法。选取百会穴、头维穴、阿是穴为主穴，选取翳明穴、上星穴、太阳穴、风池穴，每次选择 2 ~ 5 个穴位（阿是穴必选），疗效不明显的时候，酌情增加配穴。留针 15 ~ 20 分钟，每日 1 次，每次为 1 个疗程。

也可以选用刮痧疗法。选取头部的风池穴、风府穴，背部的肝俞穴、脾俞穴，上肢的合谷穴，运用平刮法，每个穴位刮拭 40 次。

还可以选用艾灸疗法。

另外，还可以选用下面的饮食疗法。

枸杞黑芝麻粥：枸杞子 10 克，黑芝麻 30 克，粳米 100 克。同煮粥，早晚分食。

黑豆核桃桑葚粥：黑大豆 30 克，核桃仁 10 克，桑葚 10 克，红枣 5 颗，粳米 50 克。同煮粥，每日 1 次，可连续食用，适用于肾亏血虚所致的斑秃。

# 斑秃的中医疗法

## 针灸疗法

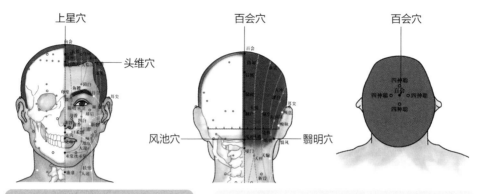

上星穴　头维穴　百会穴　百会穴　风池穴　翳明穴

### 对症取穴

主穴：百会穴、头维穴、阿是穴（斑秃的位置）
配穴：翳明穴、上星穴、太阳穴、风池穴

### 操作方法

每次选择2~5个穴位（阿是穴必选），疗效不明显的时候，酌情增加配穴。留针15~20分钟，每日1次，每次为1个疗程。

## 刮痧疗法

### 对症取穴

头部：风池穴、风府穴
背部：肝俞穴、脾俞穴
上肢部：合谷穴

| 时间 | 运板 | 次数 |
|------|------|------|
| 25分钟 | 平刮法 | 40次 |

背部对症取穴

肝俞穴

在背部，第九胸椎棘突下，旁开1.5寸处。

脾俞穴

在背部，当第十一胸椎棘突下，旁开1.5寸处。

●中医专家教你的小窍门

空调要适宜。空调的暖湿风和冷风都可成为脱发和白发的原因，空气过于干燥或湿度过大对保护头发都不利。

注意帽子、头盔的通风，头发不耐闷热，戴帽子、头盔的人会使头发长时间不透气，容易闷坏头发。

# 艾灸疗法

## ● 血热型斑秃

多见于青年人或肥胖者，发落肤痒，头皮油质分泌物较多，伴心绪烦乱，口渴，便秘溲赤，或纳差便溏。

| 灸法 | 选穴 | 灸治时间 / 次数 | 疗程 | 材料 | 主治 |
|---|---|---|---|---|---|
| 艾炷<br>隔姜灸 | 风池、肝俞、脾俞、肾俞、曲池、气海、斑秃局部 | 5～7壮，每日1～2次 | 10次 | 艾炷若干，姜片若干 | 血热斑秃 |

## ● 血淤型斑秃

头发大片或全部脱落，甚或发生普脱，日久不长，伴头痛寐差，胸胁胀痛，面色黯晦。

| 灸法 | 选穴 | 灸治时间 / 次数 | 疗程 | 材料 | 主治 |
|---|---|---|---|---|---|
| 艾条<br>温和灸 | 风池、肝俞、脾俞、肾俞、膈俞、太冲、斑秃局部 | 穴位灸5～10分钟，斑秃局部灸10～20分钟，每日1次 | 10次 | 艾条若干 | 血淤斑秃 |

## ● 血虚型斑秃

多发于病后、产后，头发细软，干燥少华，成片脱落，渐进性加重，伴头晕失眠，心悸健忘。

| 灸法 | 选穴 | 灸治时间 / 次数 | 疗程 | 材料 | 主治 |
|---|---|---|---|---|---|
| 艾条<br>温和灸 | 风池、肝俞、脾俞、肾俞、足三里、斑秃局部 | 穴位灸5～10分钟，斑秃局部灸10～20分钟，每日1次 | 10次 | 艾条若干 | 血虚斑秃 |

## ● 肝肾不足型斑秃

患者年龄多数较大，平素头发焦黄或花白，头发大片脱落，甚至全脱或普脱，伴头晕耳鸣，腰酸膝软，畏寒肢冷，面色苍白等。

| 灸法 | 选穴 | 灸治时间 / 次数 | 疗程 | 材料 | 主治 |
|---|---|---|---|---|---|
| 艾炷<br>隔姜灸 | 风池、肝俞、脾俞、肾俞、三阴交、太溪、斑秃局部 | 5～7壮，每日1～2次 | 10次 | 艾炷若干，姜片若干 | 肝肾不足 |

● 必灸主穴

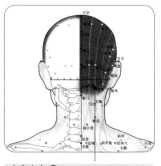

**必灸主穴❶**
风池穴：位于人体的后颈部，后头骨下，两条大筋外缘凹陷中。

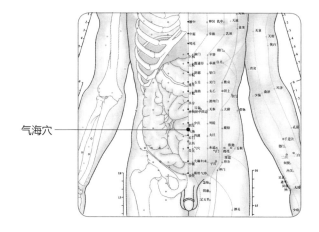

气海穴

**必灸主穴❸**
肝俞穴：在背部，当第九胸椎棘突下，旁开1.5寸处。

**必灸主穴❹**
脾俞穴：在第十一胸椎棘突下，脊中旁开1.5寸处。

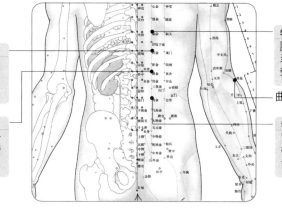

**必灸主穴❷**
膈俞穴：在背部，当第七胸椎棘突下，旁开1.5寸处。

曲池穴

**必灸主穴❺**
肾俞穴：在第二腰椎棘突下，命门旁开1.5寸处。

**必灸主穴❻**
三阴交穴：在人体小腿内侧，足内踝上缘3指宽，踝尖正上方胫骨边缘凹陷中。

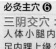

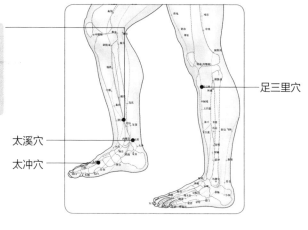

足三里穴

太溪穴

太冲穴

第五章　外科疾病的中医疗法

139

# (47) 胆结石

胆结石的发病症状表现为上腹疼痛并放射到肩和背部，且低热、恶心、呕吐、寒战、大汗淋漓，甚至伴有黄疸。

## ● 病因病机

患者常自幼年即有腹痛、发冷、发热、黄疸反复发作的病史，并发症多且较严重，较常见的有化脓性肝内胆管炎、肝脓肿、胆道出血等。

胆囊结石中大部分属于胆固醇结石，胆固醇结石的形成，主要是由于肝细胞合成的胆汁中胆固醇处于过饱和状态，以及胆汁中的蛋白质促进胆固醇晶体成核的作用，另外还有胆囊运动功能损害，它们共同作用，致使胆汁淤滞，促发胆石形成。

## ● 诊断依据

1. 胆结石患者初期没有明显症状，或者仅有上腹饱胀感、消化不良等症状，在进食油腻食品后尤其明显，结石变大后会有疼痛感。体征检查时右上腹有压痛。

2. 实验室检查发现白细胞计数增高，血胆红素升高。B超检查后可发现胆囊或胆管内有结石。

## ● 常用中医疗法

胆结石患者可以选用按摩疗法。选取期门穴和章门穴，期门穴在胸部，当乳头直下，第六肋间隙，前正中线旁开4寸；章门穴在侧腹部，当第十一肋游离端的下方。

贴敷疗法对治疗胆结石也有辅助作用。选取双侧肝俞穴、胆俞穴、内关穴、足三里穴、合谷穴，用白芷10克、花椒15克、肉桂50克、葱白20克、金钱草20克、白醋50毫升，把药材研成细末，用白醋调成膏状，对所选穴位皮肤进行消毒，把药膏加热后贴在患处，每日1贴，可连续贴敷2～4次。

另外，还可以选用下面的饮食疗法。

荸荠海蜇汤：荸荠30克、海蜇丝50克。将荸荠洗净、去皮、切块，海蜇丝洗净。将荸荠、海蜇丝一同放入沙锅中，加适量水，煎汤即可饮用。

洋葱炖乳鸽：乳鸽500克、洋葱250克、生姜5克、白糖5克、酱油10克，高汤、胡椒粉、盐、味精各适量。乳鸽洗净，砍成小块，洋葱洗净，切成角状；锅中加油烧热，加入洋葱片爆炒至出味。下入乳鸽，加高汤用小火炖20分钟，再放白糖等调料即可。可随意饮用。

# 胆结石的中医疗法

## 按摩疗法

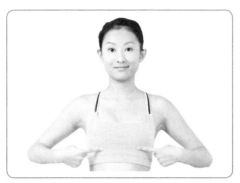

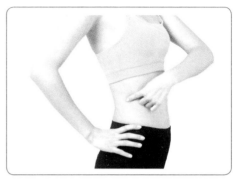

| 按摩部位 | 期门穴 | 按摩手法 | 指压 |
|---|---|---|---|
| 按摩时间 | 3分钟 | 按摩力度 | 3 |

| 按摩部位 | 章门穴 | 按摩手法 | 指压 |
|---|---|---|---|
| 按摩时间 | 5分钟 | 按摩力度 | 3 |

## 贴敷疗法

### 对症取穴

双侧肝俞穴、胆俞穴、内关穴、足三里穴、合谷穴

药材：白芷10克，花椒15克，肉桂50克，葱白20克，金钱草20克，白醋50毫升。

用法：

1.把药材研成细末，用白醋调成膏状。

2.对所选穴位皮肤进行消毒，把药膏加热后贴在患处。

3.每日1贴，可连续贴敷2～4次。

背部对症取穴

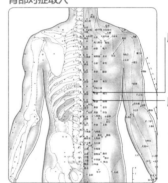

肝俞穴

　　在背部，第九胸椎棘突下，旁开1.5寸处。

胆俞穴

　　在背部，第十胸椎棘突下，旁开1.5寸处。

●中医专家教你的小窍门

　　饮食注意荤素搭配，避免过食肥甘厚味。尤其是晚上，应避免进食高胆固醇类食品，如鸡蛋（尤其是蛋黄）、肥肉、海鲜、无鳞鱼类、动物内脏等。

　　宜多食各种新鲜水果、蔬菜，低脂肪、低胆固醇食品，如香菇、黑木耳、芹菜、豆芽、海带、藕、鱼肉、兔肉、鸡肉、鲜豆类等。宜用煮、蒸、烩、炒、拌、汆、炖的烹调方法，不宜用煎、炸、烤、熏的烹调方法。

# (48) 胆囊炎

胆囊炎是较常见的疾病，发病率较高。患有胆囊炎的人，一般会觉得胸闷、腹胀、口苦、恶心。这是因为体内湿热过盛，导致脾失健运，湿热内生，热煎胆汁，凝结成石，石阻胆道，遂生诸症。所以胆囊炎常与胆结石合并存在。

## ● 病因病机

胆囊在肝脏下面胆囊窝内，位于右上胸肋缘下。大多数胆囊炎和胆石症是同时发生的，主要因胆石梗阻、胆汁滞留和细菌感染而引起发病。在临床中，常有因食用油腻食物后诱发和反复发作的病例。

胆囊炎在中医中属于"肋痛""胆胀"的范畴，大多是情志抑郁、饮食不洁、外感湿热导致的。

## ● 诊断依据

1. 腹痛：位于右上腹，突然发作，剧烈绞痛，常有阵发性加剧，可放射至右肩背部，同时伴有发热、恶心、呕吐等。

2. 体征：右上腹部胆囊区有明显压痛、叩击痛和肌紧张，有时还可摸到肿大的胆囊并可能伴有轻度巩膜黄疸。如果炎症较轻，胆囊可并不肿大，右上腹的肌紧张和压痛也并不明显。

3. 血检：白细胞计数增加，中性粒细胞也增高。当总数超过 2 万时，应想到胆囊有坏死或穿孔的可能。

4. 危急症：若同时出现寒战、高热、黄疸，应考虑胆管炎，若进一步发展，可出现血压下降，中毒性休克，这是极为危重的急性梗阻性化脓性胆管炎，必须在早期发现，及早争取手术。

## ● 常用中医疗法

胆囊炎患者可以选用按摩疗法，选取太冲穴。太冲穴是足厥阴肝经上的穴位，在足背侧，第一跖骨间隙的后方凹陷处。

也可以选用耳压疗法，用毫针柄的钝端刺激神门、交感、肝、胆、十二指肠等在耳部的对应部位，选择反应明显的 2 ~ 3 个部位，每日 1 次。

还可以选用手部诊疗法。

# 胆囊炎的中医疗法

## 按摩疗法

太冲穴是足厥阴肝经上的穴位，在第一、二跖骨结合部之前凹陷处，按摩这一穴位对治疗胆囊炎有帮助。

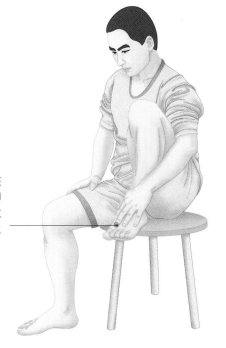

**太冲穴**

正坐垂足，曲左膝，把脚举起放在座椅上，臀前，举起左手，手掌朝下放在脚背上，中指弯曲，中指的指尖所在的部位就是该穴，用食指和中指的指尖从下往上垂直按揉，有胀、酸、痛感。先左后右，两侧穴位每次各揉按3~5分钟。

## 耳压疗法

用毫针柄的钝端刺激神门穴、交感穴及肝、胆、十二指肠等在耳部的对应部位，选择反应明显的2~3个穴位或部位，每日1次。

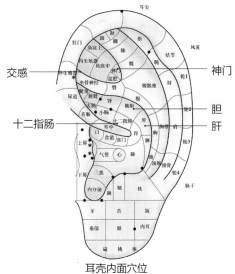

耳壳内面穴位

●中医专家教你的小窍门

一般患者，宜采取半卧位，可进食少量流质，忌油腻食物，病情较严重者，应禁食、输液。

## 手部诊疗法

● 手诊流程

1. 胆二区有白里透着红色或暗黄色的斑点。

2. 胆一区纹理紊乱，呈网状，有"十"字纹或是"井"字纹。

● 手疗

| 手疗部位 | 步骤 | 选穴 | 方法 |
|---|---|---|---|
| 手心 | 第一步 | 肝胆穴区 | 摩法20次 |
| 手背 | 第二步 | 关冲 | 揉法20次 |
| 手心 | 第三步 | 大陵 | 揉法20次 |
| 手背 | 第四步 | 腕骨 | 揉法20次 |

● 小贴士

1. 胆绞痛急性发作时应予禁食，可由静脉补充营养。

2. 提供丰富的维生素，尤其是维生素A、维生素C以及维生素E等。

3. 食用适量膳食纤维，可刺激肠蠕动，预防胆囊炎发作。

4. 少量多餐，可反复刺激胆囊收缩，促进胆汁排出，达到引流目的。

5. 合理烹调，宜采用煮、软烧、卤、蒸、烩、炖、焖等烹调方法，忌用熘、炸、煎等烹调方法。因为高温油脂中含有丙烯醛等裂解产物，可刺激胆道，引起胆道痉挛急性发作。

图解小疗法大健康一学就会

看手诊病

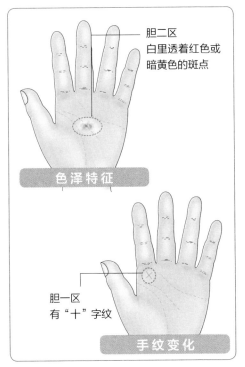

胆二区
白里透着红色或
暗黄色的斑点

色泽特征

胆一区
有"十"字纹

手纹变化

手疗治病

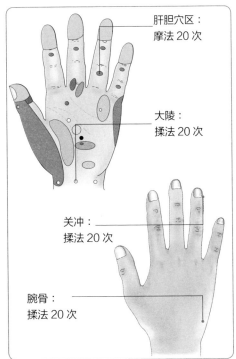

肝胆穴区：
摩法 20 次

大陵：
揉法 20 次

关冲：
揉法 20 次

腕骨：
揉法 20 次

第五章 外科疾病的中医疗法

胆囊炎手操自疗法

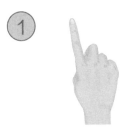

手平伸，手心朝外，迅速缩
回拇指、中指、无名指和小指，
只留食指呈"一"字手势。

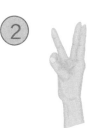

先做"二"字手势，
然后迅速伸直无名指，做
10次。

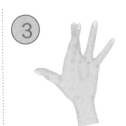

中指外搭在食指
背上，由上向下极力
按压。

# ㊾ 风湿病

风湿病是一组侵犯关节、骨骼、肌肉、血管及有关软组织或结缔组织为主的疾病，其中多数为自身免疫性疾病。发病多较隐蔽而缓慢，病程较长，且大多具有遗传倾向。

## ● 病因病机

临床表现以心脏炎症、关节炎为主，并常伴有发热、环形红斑、皮下小结、舞蹈病等症状。

风湿病是一种全身性疾病，如不积极治疗或反复发作，可发展为风湿性心瓣膜病。

## ● 诊断依据

1. 发病前 1～3 周，可有扁桃体炎、咽喉炎等上呼吸道链球菌感染史。

2. 大多数患者都会发热，急性者多为高热，亚急性者可为中等发热或低热。有些患者还可伴有出汗、脉搏快、鼻出血等症状。

3. 关节炎：多数患者膝、踝、肘、腕等大关节处会红、肿、热、痛，活动困难，呈游走性发作。当急性期过去后，关节完全恢复正常。关节炎与类风湿性关节炎应相区别：后者多发生于小关节，常对称发作，且多次发作后，常引起关节棱状畸形。

4. 实验室检查：红细胞沉降率增速，是风湿活动的重要表现。一般在 1 个小时内沉降 20～100 毫米或更高；血清抗溶血性链球菌素 "O" 测定，一般在 500 单位以上。

## ● 常用中医疗法

风湿病可以用按摩少府穴来辅助治疗。患者正坐伸手、仰掌、屈肘向上约 45 度，以小指、无名指屈向掌中，小指与无名指指尖的中间与感情线交会处即是少府穴。

也可以选用针灸疗法来治疗风湿。上肢关节肿痛选曲池穴、外关穴、合谷穴；下肢关节肿痛选环跳穴、足三里穴、阳陵泉穴、膝眼穴、绝骨穴；心悸选内关穴、间使穴、心俞穴、神门穴、足三里穴。采用平补平泻手法，每日 1 次，10 次为 1 个疗程。

# 风湿病的中医疗法

## 按摩疗法

  风湿病可以用按摩少府穴来辅助治疗。患者用一只手的四指轻握另一只手的手背，拇指弯曲，用指尖按压穴位，有酸胀的感觉（用小指指甲尖轻轻掐按有刺痛感）。每日早晚左右穴位各按揉一次，每次揉按3～5分钟。

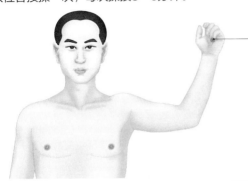

少府穴
  正坐伸手、仰掌、屈肘向上约45°，以小指、无名指屈向掌中，当小指与无名指尖之中间与感情线交会处即是。

## 针灸疗法

  采用平补平泻手法，每日1次，10次为1个疗程。

| 对症取穴 |
| --- |
| 上肢关节肿痛选曲池穴、外关穴、合谷穴<br>下肢关节肿痛选环跳穴、足三里穴、阳陵泉穴、膝眼穴、绝骨穴<br>心悸选内关穴、间使穴、心俞穴、神门穴、足三里穴 |

背部对症取穴

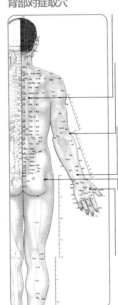

心俞穴
  当第五胸椎棘突下，旁开1.5寸。

曲池穴
  屈肘成直角，在肘横纹外侧端与肱骨外上髁连线中点处。

外关穴
  在前臂背侧，当阳池与肘尖的连线上，腕背横纹上2寸，尺骨与桡骨之间。

环跳穴
  侧卧屈股，股骨大转子最凸点与骶管裂孔连线的外1/3与中1/3交点处。

合谷穴
  手背第一、二掌骨间，第二掌骨桡侧的中点处。

> ●中医专家教你的小窍门
>
>   注意要将慢性炎症完全治愈，尤其是反复感染的扁桃体，应该在风湿活动停止后2～4个月予以摘除。
>
>   曾经得过风湿病的患者，要注意预防链球菌的感染。

# ㊿ 类风湿关节炎

类风湿关节炎，又称类风湿病，是一种病因尚未明确的慢性全身炎症性疾病。

## ● 病因病机

类风湿关节炎可能与患者自身内分泌、代谢、营养、地理环境、从事职业、心理因素、所处社会环境、细菌和病毒感染及遗传因素等有关系。

## ● 诊断依据

1. 其突出的临床表现为：反复发作的、对称性的、多发性小关节炎，以指掌、腕、足趾等关节最常见。

2. 早期呈现红、肿、热、痛和功能障碍，晚期关节可出现不同程度的强硬和畸形，并有骨和骨骼肌萎缩，是一种致残率较高的疾病。

3. 从病理改变的角度来看，类风湿关节炎是一种主要累及关节滑膜，其次为浆膜、心、肺及眼等结缔组织的广泛性炎症性疾病。因此病人除了有以上关节炎的表现外，还可有其他全身性表现，如发热、疲乏无力、体重减轻、心包炎、胸膜炎、眼病变、动脉炎等。

## ● 常用中医疗法

类风湿关节炎可以采用拔罐疗法。可以选取 4 组穴位：①大椎穴、膈俞穴、脾俞穴、血海穴、气海穴；②肩髃穴、曲池穴、外关穴；③环跳穴、阳陵泉穴、昆仑穴；④身柱穴、腰阳关穴。如果是上肢有病症，那么就取①②组穴位；如果是下肢有病症，那么就取①③组穴位；如果是脊柱有病症，那么就取①④组穴位。让患者取适当的体位，然后对上述穴位均施以单纯火罐法。留罐 10 分钟，每日 1 次。

还可以采用刮痧疗法。

另外，还可以选用下面的饮食疗法。

薏苡仁干姜粥：薏苡仁 150 克，干姜 9 克，白糖 5 克。把薏苡仁、干姜煮成粥，加白糖。每天 1 次，连服 1 个月。

桂枝粥：桂枝 10g，大米 100g，葱白 2 根，生姜 3 片。将桂枝洗净，放入锅中，加清水适量，浸泡 5 ～ 10 分钟后，水煎取汁，加大米煮粥，待熟时调入葱白、姜末，再煮一二沸即成。每日 1 ～ 2 剂，连续 3 ～ 5 天。

# 类风湿关节炎的中医疗法

## 拔罐疗法

| 对症取穴 |
| --- |
| ①大椎穴、膈俞穴、脾俞穴、血海穴、气海穴<br>②肩髃穴、曲池穴、外关穴<br>③环跳穴、阳陵泉穴、昆仑穴<br>④身柱穴、腰阳关穴 |

 操作步骤

如果是上肢有病症，那么就取①②组穴位；
如果是下肢有病症，那么就取①③组穴位；
如果是脊柱有病症，那么就取①④组穴位

让患者取一定适当体位，然后对上述穴位均施以单纯火罐法

留罐10分钟，每日1次

## 刮痧疗法

| 对症取穴 |
| --- |
| 背腰部：大椎穴、肾俞穴、腰眼穴<br>上肢部：曲泽穴<br>下肢部：阳辅穴、内庭穴 |

| 时间 | 运板 | 次数 |
| --- | --- | --- |
| 30分钟 | 推刮法 | 60次 |

背部对症取穴

大椎穴
身柱穴
膈俞穴
脾俞穴
腰阳关穴
跳环穴

曲池穴
外关穴
昆仑穴

背部对症取穴

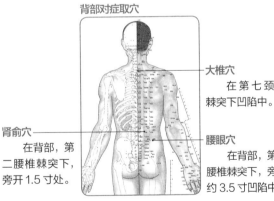

大椎穴
在第七颈椎棘突下凹陷中。

肾俞穴
在背部，第二腰椎棘突下，旁开1.5寸处。

腰眼穴
在背部，第四腰椎棘突下，旁开约3.5寸凹陷中。

●中医专家教你的小窍门

养成健康的生活习惯，避免淋雨，出汗后不要立即用凉水冲洗，也不要立即吹电风扇或空调，及时换洗汗湿的衣服。

避免久居低洼、潮湿的环境，房间要保持通风，衣服、毛巾、被单要保持干净、干爽，多晒太阳。

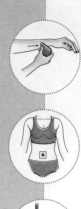

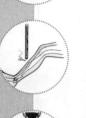

本章看点

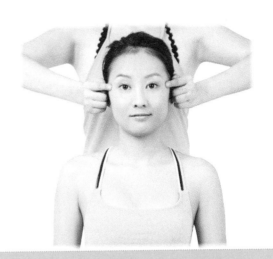

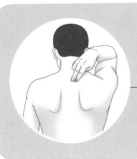

# 第六章
## 神经科疾病的中医疗法

神经科疾病是发生于中枢神经系统、周围神经系统、自主神经系统的以感觉、运动、意识、功能障碍为主要表现的疾病，运用中医疗法治疗有一定的疗效。

# (51) 脑出血

脑出血又叫脑溢血，是指大脑内部的出血，多由高血压引起，是中老年人常见的脑血管疾病，死亡率非常高，多有后遗症。

## ◉ 病因病机

脑出血多由内伤积损、劳欲过度、饮食不节、情志所伤、气虚邪入等原因导致，患者大多脏腑功能失调，气血两虚，再加上现代人活动少，饮食失度，生活压力大，致使淤血阻滞、痰热内蕴。疾病发生的部位在脑，但是与心、肝、肾、脾的关系十分密切，肝肾阴虚、气血衰弱是致病的根本原因。

## ◉ 诊断依据

症状：①意识障碍。患者多有躁动不安、意识模糊，严重者很快会进入昏迷状态，同时还有面部潮红、大汗、尿失禁等症状；②头痛呕吐。症状较轻的患者通常会有头痛的症状，以发病位置最为剧烈，患者大多会发生喷射性呕吐，呕吐物多呈咖啡色；③强直与抽搐。如果出血的情况十分严重，影响到脑干的部分功能的时候，患者还会出现强直与抽搐现象；④体温升高。大多数出血后伴有高热，是由于大脑的体温调节中枢受到了损害。

体征：患者有不同程度的意识障碍，早期多有血压升高的现象，比较严重的患者会有脉搏缓慢洪大、呼吸深长缓慢、瞳孔形状不规则、心律失常的症状，病情恶化时会出现呼吸系统和循环系统衰竭的情况。

辅助检查：颅脑 CT 检查可以确定出血部位和血肿的大小形状，以及周围脑组织的水肿情况。脑血管造影可以发现大脑前动脉向对侧移动，中动脉会向外侧移。脑脊液检查可发现颅压升高且呈血性。

## ◉ 常用中医疗法

脑出血患者可以选用按摩疗法来辅助治疗。选取迎香穴和合谷穴，迎香穴在鼻翼外缘中点旁，当鼻唇沟中；合谷穴在手背，第一、第二掌骨间，当第二掌骨桡侧的中点处。

也可以选用艾灸疗法辅助治疗。可以选用隔盐灸，先把盐放在穴位上，再把艾炷置于盐上，点燃艾炷，以温热舒适为度，每穴灸 3 ~ 5 炷，每日 1 次，5 天为 1 个疗程。

# 脑出血的中医疗法

## 按摩疗法

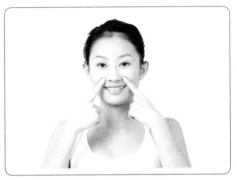

| 按摩部位 | 迎香穴 | 按摩手法 | 按揉 |
|---|---|---|---|
| 按摩时间 | 3分钟 | 按摩力度 | 2 |

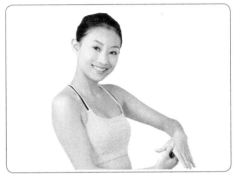

| 按摩部位 | 合谷穴 | 按摩手法 | 按揉 |
|---|---|---|---|
| 按摩时间 | 3分钟 | 按摩力度 | 3 |

## 艾灸疗法

可以选用隔盐灸，选取气海穴和关元穴，先把盐放在穴位上，再把艾炷置于盐上，点燃艾炷，以温热舒适为度，每穴灸3~5炷，每日1次，5天为1个疗程。

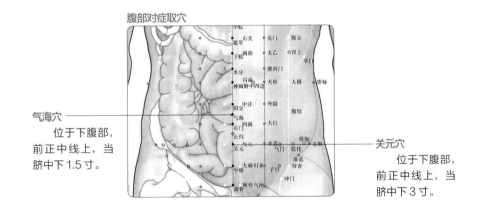

腹部对症取穴

气海穴
位于下腹部，前正中线上，当脐中下1.5寸。

关元穴
位于下腹部，前正中线上，当脐中下3寸。

●中医专家教你的小窍门

脑出血患者要防止血压过高和情绪过于激动，生活要有规律，要合理饮食，防止便秘。轻度脑出血患者要在病情好转之后及时开始按摩，每日2~3次，每次20分钟左右，以恢复生活能力和劳动能力。

# (52) 脑栓塞

脑栓塞是脑血管病的一种，多发于中老年人，是脑血管壁本身的病变造成的，大多由脑血管动脉硬化引起，低血压和血液黏稠度高也可诱发此病。

## ● 病因病机

脑栓塞的形成比较缓慢，一般从发病开始到高峰需要数小时或数天，多在晚上休息的时候发病，很多病人往往是在早晨出现偏瘫或失语的症状，白天发病的病人多有头晕、四肢麻木等症状。脑血栓多形成在颈内动脉、大脑前动脉和大脑中动脉的分支中。

脑血栓属于中医"中风"的范畴，与年龄、体质、情绪、气候等因素都有关系，多由痰、风、火、虚、淤等导致。

## ● 诊断依据

1. 症状：颈内动脉血栓病变主要为对侧肢体感觉障碍，严重者有颅压升高导致的头痛、昏迷等症状。大脑前动脉血栓病变主要为对侧肢体感觉障碍，上肢轻、下肢重，可有排尿异常的情况出现。

小脑后下动脉血栓的患者会突然感觉到头晕、恶心、呕吐等，对侧感觉减退。大脑后动脉血栓的患者阅读功能、视觉功能和空间辨识功能会发生紊乱，出现大脑不能支配肢体的现象。

2. 辅助检查。颅脑 CT 在 24 ~ 48 个小时可发现低密度灶化现象，外周血流变化异常。少数患者可有颅压及脑脊髓液蛋白含量升高的现象。

## ● 常用中医疗法

脑栓塞患者可以采用艾灸疗法辅助治疗。以手阳明大肠经穴为主，语言障碍加哑门穴、通里穴；口眼歪斜加地仓穴、下关穴、合谷穴；下肢瘫痪加环跳穴、阳陵泉穴；上肢瘫痪加曲池穴、手三里穴、外关穴。用艾条每日或隔日进行一次，连续进行 1 个月。治疗时要注意观察病人的体质强弱和病情，艾灸时以皮肤出现红晕为度，要避免出现水疱。

也可以采用耳压疗法。选取皮质下、神门、三焦、心、肾、脑等在耳部对应的反射部位，每次取 3 ~ 5 个部位，两个耳郭轮流进行，隔日 1 次，连续 7 ~ 10 天为 1 个疗程。

还可以采用拔罐疗法。

# 脑栓塞的中医疗法

## 艾灸疗法

用艾条每日或隔日进行一次，连续进行1个月。治疗时要注意观察病人的体质强弱和病情，艾灸时以皮肤出现红晕为度，要避免出现水疱。

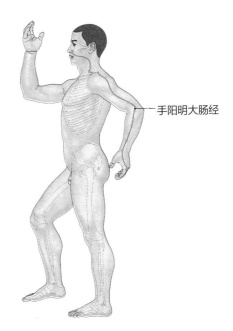

手阳明大肠经

| 对症取穴 |
| --- |
| 主穴：手阳明大肠经穴为主<br>配穴：语言障碍加哑门穴、通里穴；口眼歪斜加地仓穴、下关穴、合谷穴；下肢瘫痪加环跳穴、阳陵泉穴；上肢瘫痪加曲池穴、手三里穴、外关穴 |

## 耳压疗法

每次取3~5个部位，两个耳郭轮流进行，隔日1次，连续7~10天为1个疗程。

| 可选反射区 |
| --- |
| 皮质下、神门、三焦、心、肾、脑 |

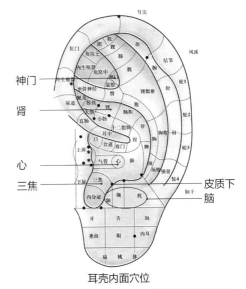

耳壳内面穴位

●**中医专家教你的小窍门**

要注意预防高血压、高脂血症、心脏病、糖尿病等常见慢性病。合理安排学习和工作，消除各种诱发因素。

适当进行体育锻炼，多吃蔬菜、水果和豆制品。

# 拔罐疗法

单纯火罐法

　　患者选侧卧位，对穴位皮肤进行常规消毒后，用闪火法将罐吸拔在穴位上，留罐15分钟。每次1组穴，每日1次。

 操作步骤

患者选侧卧位，对穴位皮肤进行常规消毒

↓

用闪火法将罐吸拔在穴位上，留罐15分钟

| 对症取穴 |
| --- |
| ①大椎穴、心俞穴、肝俞穴、脾俞穴<br>②风门穴、膈俞穴 |

刺络罐法

　　患者取侧卧位，对穴位皮肤进行常规消毒后，每次1组穴，先用三棱针点刺或用皮肤针叩刺至微出血，然后用闪火法将罐吸拔在叩刺的穴位上，留罐10分钟。每日或隔日1次，15日为1个疗程，休息5日后再进行下一个疗程。

 操作步骤

患者取侧卧位，对穴位皮肤进行常规消毒

↓

每次1组穴，用三棱针点刺或用皮肤针叩刺至微出血

↓

用闪火法将罐吸拔在叩刺的穴位上，留罐10分钟

| 对症取穴 |
| --- |
| ①大椎穴、心俞穴、肝俞穴、脾俞穴<br>②风门穴、膈俞穴 |

风门穴
位于第二胸椎棘突下，旁开1.5寸处。

大椎穴
位于人体颈部后正中线上，第七颈椎棘突下凹陷中。

心俞穴
位于第五胸椎棘突下，旁开1.5寸处。

脾俞穴
位于第十一胸椎棘突下，脊中旁开1.5寸处。

膈俞穴
位于背部，当第七胸椎棘突下，旁开1.5寸处。

肝俞穴
位于背部，当第九胸椎棘突下，旁开1.5寸处。

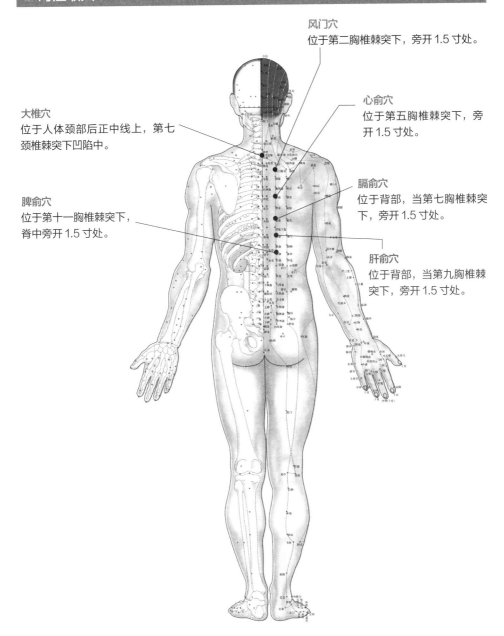

第六章 神经科疾病的中医疗法

# (53) 脑动脉硬化

脑动脉硬化是指脑动脉的管壁结缔组织增生、内膜粗糙、弹性变差、管腔狭窄、影响大脑的血液循环和供氧，从而引起大脑功能减退的一种疾病。

## ● 病因病机

脑动脉硬化的常见症状为头痛、头晕、耳鸣、听力减退、肢体麻木、睡眠障碍，多发于40岁以上的中老年人，男性居多。

脑动脉硬化多由脏腑功能失调、肾虚、饮食不节、心情抑郁导致，老年人年迈肾亏是发病的根本原因。肾虚导致气血不足，再加上饮食过度油腻、脾胃运化失常、水谷不化导致淤血内生。另外情绪也是本病产生的一个重要原因，所以要注意调节自己的精神状态，防止肝气郁结导致淤积。总之，脑动脉硬化是脏腑不足、痰浊淤血阻滞引起的。

## ● 诊断依据

症状：头晕、头痛、失眠、多虑、注意力不集中、注意力减退、思维能力下降。

体征：面部缺乏表情，直立时身体前倾，四肢肌肉强直，手指有震颤现象，走路时步伐小，身体前冲。

辅助检查：脑电图显示脑血流图有上升时间延长，重搏波减弱或者消失，主峰夹角变钝，波幅下降。颅脑 CT 显示有不同程度的脑萎缩和大小不等的梗死灶。

## ● 常用中医疗法

脑动脉硬化患者可以选用按摩疗法辅助治疗。选取印堂穴和太阳穴，印堂穴在额部，两眉头的中间；太阳穴在颞部，眉梢与目外眦之间，向后约一横指的凹陷处。

也可以选用耳压疗法。选取皮质下、神门、心、肾、枕、肝、脾的对应部位，每次取3 ~ 5个部位，重度刺激，两个耳郭轮流进行，隔日1次，连续7 ~ 10天为1个疗程。

# 脑动脉硬化的中医疗法

## 按摩疗法

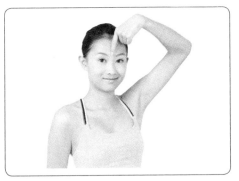

| 按摩部位 | 印堂穴 | 按摩手法 | 指压 |
| --- | --- | --- | --- |
| 按摩时间 | 2分钟 | 按摩力度 | 2 |

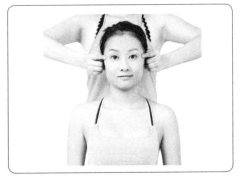

| 按摩部位 | 太阳穴 | 按摩手法 | 按法 |
| --- | --- | --- | --- |
| 按摩时间 | 2分钟 | 按摩力度 | 3 |

## 耳压疗法

每次取3~5个反射区，重度刺激，两个耳郭轮流进行，隔日1次，连续7~10天为1个疗程。

| 可选反射区 |
| --- |
| 皮质下、神门、心、肾、枕、肝、脾 |

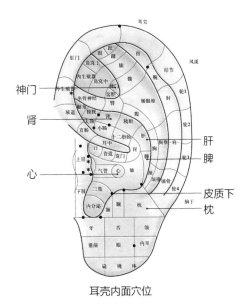

耳壳内面穴位

●中医专家教你的小窍门

工作与学习时要注意劳逸结合，要避免情绪紧张、精神焦虑，不要过度用脑。饮食合理，要多吃蔬菜、水果，注意预防慢性病。

# (54) 癫痫

癫痫，俗称"羊癫风"，是一种发作性神经异常的疾病。当此病发作时，患者的主要表现为突然性的意识丧失，全身出现抽搐症状。

## ● 病因病机

癫痫分为原发性和继发性两种。原发性癫痫的病因，目前尚不明确；而继发性癫痫，则常是由脑膜炎、脑炎、脑血管痉挛等颅内疾病，低血糖、脑外伤和中毒等引起。

从中医的角度讲，癫痫属于"痫证""癫疾"的范畴，多由风阳内动、痰浊蒙窍、淤血阻滞、郁火内生等原因导致。

## ● 诊断依据

1. 癫痫小发作。症状：患者突然瞪目直视、呆立或呆坐，如果手中有拿东西会掉落，面色苍白，无跌扑和抽搐。发作时间：数秒钟即恢复正常。

2. 癫痫大发作。症状：突然发作，有时会大叫一声，随即意识丧失，全身抽搐，咬牙，皮肤紫绀，口吐白沫或因舌、唇破而出现血沫，眼红，瞳孔扩大，大小便失禁。发作时间：持续数分钟后进入昏睡，经过半小时以上，神志才慢慢清醒。醒后感头痛，精神疲倦，浑身疼痛不适，对发病时情况记忆不清。

3. 局限性癫痫。经常见于继发性癫痫，患者一般不会有意识障碍，仅一侧肢体或面部有麻木或抽搐。

4. 癫痫持续状态。癫痫连续性发作，其间患者神志不清，必须抢救，否则很可能导致死亡。

## ● 常用中医疗法

癫痫患者可以选用拔罐疗法辅助治疗。让患者取仰卧位，对穴位皮肤进行常规消毒，然后用三棱针点刺穴位以放血，再用抽气罐吸拔穴位，留罐 10 分钟，每日 1 次。

也可以选用刮痧疗法。选取头部的百会、风府两穴，轻刮约 30 次。

# 癫痫的中医疗法

## 拔罐疗法

让患者取仰卧位，对穴位皮肤进行常规消毒，然后用三棱针点刺穴位以放血，再用抽气罐吸拔穴位，留罐10分钟，每日1次。

头部正面对症取穴

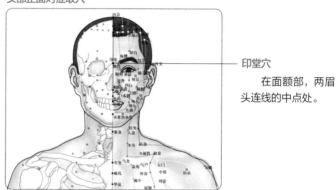

印堂穴

在面额部，两眉头连线的中点处。

## 刮痧疗法

选取头部的百会、风府两穴，轻刮约30次。

头部背面对症取穴

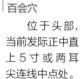

百会穴

位于头部，当前发际正中直上5寸或两耳尖连线中点处。

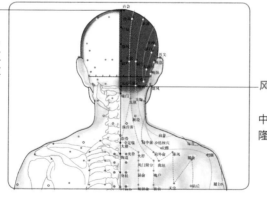

风府穴

位于后发际正中直上1寸，枕外隆凸直下凹陷中。

●中医专家教你的小窍门

对于高龄初产妇，如预计生产过程不顺利，应及早剖腹取胎，这样可以避免因缺氧、窒息、产伤引起婴儿日后患癫痫。

高热惊厥患者以后约有15%转变成癫痫，如对有复发可能的高热惊厥，应及早采取预防措施。

# 55 重症肌无力

重症肌无力是一种神经—肌肉接头部位因为乙酰胆碱受体减少而出现传递障碍的自身免疫疾病。

## ● 病因病机

重症肌无力可见于任何年龄，大部分会在30岁之前发病，患者常伴有胸腺瘤。发病的初期症状大多十分隐蔽，可表现为乏力，休息后有所好转，因此经常被忽视。大多数患者的症状上午较轻，午后变重，晚期患者可出现肌肉萎缩现象。

从中医的角度来看，重症肌无力属于"痿证""虚劳"的范畴，大多是湿毒侵袭、湿热侵袭、伤食、久病体虚、过劳等导致的。

## ● 诊断依据

大多数患者的症状都是早晨轻、下午重，病程长，有时会自行缓解，会受到环境、身体状况的影响使病情复发或加重，病情严重的患者会出现全身肌肉的萎缩。

体征可表现为全身肌肉慢慢出现无力的症状，严重者全身肌肉都会呈无力状态，重症患者还会出现吞咽和呼吸困难的情况，甚至会危及生命。

辅助检查可做肌疲劳实验；电生理检查可发现受损肌肉反应迅速消失；胸部 X 光片或胸腺 CT 可发现胸腺增生或胸腺肿瘤。

## ● 常用中医疗法

重症肌无力患者可以选用按摩疗法辅助治疗。选取脾俞穴和膈俞穴，脾俞穴在背部，第十一胸椎棘突下，旁开1.5寸处；膈俞穴在背部，第七胸椎棘突下，旁开1.5寸处。

也可以采用耳压疗法。选取眼、皮质下、脾反射区，配穴取肝、肾、内分泌反射区，用毫针刺激所取反射区后加压，双耳依次进行，每次取3~4个部位，隔日1次，10次1个疗程。

# 重症肌无力的中医疗法

## 按摩疗法

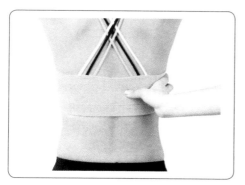

| 按摩部位 | 脾俞穴 | 按摩手法 | 按揉 |
|---|---|---|---|
| 按摩时间 | 2分钟 | 按摩力度 | 3 |

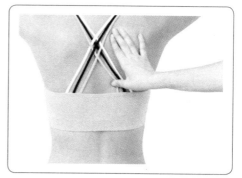

| 按摩部位 | 膈俞穴 | 按摩手法 | 按揉 |
|---|---|---|---|
| 按摩时间 | 2分钟 | 按摩力度 | 3 |

## 耳压疗法

　　用毫针刺激所取反射区后加压，双耳依次进行，每次取3～4个部位，隔日1次，10次为1个疗程。

| 可选反射区 |
|---|
| 主区取眼、皮质下、脾，配区取肝、肾、内分泌等反射区 |

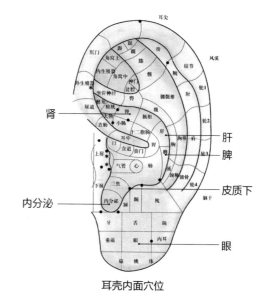

耳壳内面穴位

**● 中医专家教你的小窍门**

　　患者要注意休息，饮食要清淡，忌食难以消化的食物，还要保持心情愉快。

　　除了常规护理以外，患者还要注意预防感冒，以免加重病情。吞咽困难的患者要注意进食流食。行动困难的患者要注意防治褥疮。

# 56 坐骨神经痛

坐骨神经痛，是指坐骨神经通路及其分布区域内的疼痛，是一种常见的周围神经疾病。根据病因，可以分为根性坐骨神经痛和干性坐骨神经痛两种。

## ● 病因病机

根性坐骨神经痛多由如腰椎间盘突出、脊椎肿瘤等脊椎病变引起；干性坐骨神经痛则多由坐骨神经炎等引起，发病较急。

## ● 诊断依据

1. 体态：站立时，身体略向健康一侧倾斜，患病侧的下肢在髋、膝关节处微屈而足跟不着地。睡时，向健侧侧卧，病侧下肢髋、膝关节处呈微屈姿势。

2. 肌肉情况：患病一侧常有轻度的肌张力减弱，严重患者可有肌肉消瘦、肌肉弛软，并有压痛现象，以腓肠肌最为明显。

3. 疼痛：一般多由臀部或髋部开始，向下沿大腿后侧、腘窝、小腿外侧、向足背外侧扩散。疼痛常在咳嗽、用力、弯腰、震动时加剧。

4. 压痛点：腰部脊椎旁点（第四至五腰椎棘突平面离中线外 1.5 ~ 2 厘米）、坐骨孔点（在坐骨孔上缘，相当于秩边穴）、转子点（约相当于环跳穴）、窝点（相当于委中穴）。小腿外侧和外踝之后亦有压痛。

5. 神经牵引痛检查：

直腿抬高试验：让患者平卧，于足跟处向上抬起伸直的下肢，通常抬高到 45 度时即产生疼痛，为阳性。

伸腿试验：让患者采取坐位，双腿伸直，患病一侧的膝关节不能伸直，下压该膝时，引起疼痛，即为阳性。

拾物试验：让患者俯身拾取地面上的物品，若患者先弯曲患肢，然后再弯腰拾取物品，同时出现疼痛，即为阳性。

## ● 常用中医疗法

坐骨神经痛患者可以选用按摩疗法。选取承扶穴和委中穴，承扶穴在大腿后面，臀下横纹的中点处；委中穴在腘横纹中点，当股二头肌腱与半腱肌肌腱的中间。

也可以选用拔罐疗法。患者取俯卧位，在对穴位进行常规消毒后，首先用三棱针在穴位上作点刺，然后用闪火法将罐具吸拔在穴位上，留罐 10 ~ 15 分钟。每次吸拔一组穴位，隔日 1 次。

# 坐骨神经痛的中医疗法

## 按摩疗法

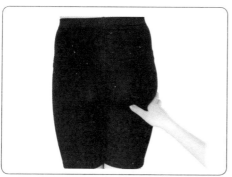

| 按摩部位 | 承扶穴 | 按摩手法 | 指压 |
|---|---|---|---|
| 按摩时间 | 1分钟 | 按摩力度 | 3 |

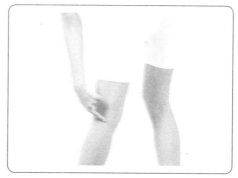

| 按摩部位 | 委中穴 | 按摩手法 | 指压 |
|---|---|---|---|
| 按摩时间 | 2分钟 | 按摩力度 | 3 |

## 拔罐疗法

　　让患者取俯卧位，在对穴位进行常规消毒后，首先用三棱针在穴位上作点刺，然后用闪火法将罐具吸拔在穴位上，留罐10～15分钟。隔日1次。

### 背部对症取穴

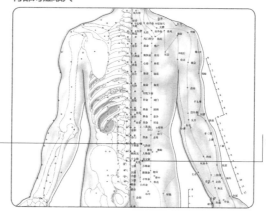

**气海俞穴**
　　位于腰部，当第三腰椎棘突下，旁开1.5寸处。

**关元俞穴**
　　位于身体骶部，当第五腰椎棘突下，左右旁开2指宽处。

### ●中医专家教你的小窍门

　　本病患者要注意劳逸适度，忌烟忌酒，适当多活动，尽量避免细菌感染和服用止痛药，避免着凉，远离潮湿的环境。

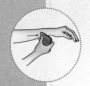

本章看点

- 痛经
  按摩与拔罐，理气通络、活血化淤

- 月经不调
  按摩、刮痧与手部诊疗，疏通经络、调理气血

- 阴道炎
  选择熏洗疗法，消除难言之隐

- 盆腔炎
  家庭拔罐疗法，轻松解决下腹的不适

- 子宫脱垂
  按摩与拔罐，让子宫恢复原位

- 子宫肌瘤
  按摩横骨穴，让子宫肌瘤悄然消失

- 子宫内膜异位
  辨证论治，传统方药消除淤血

- 更年期综合征
  拔罐与刮痧，消除更年期女性的烦恼
  ……

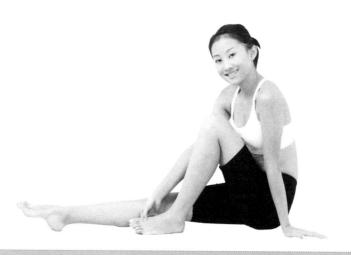

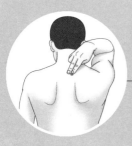

# 第七章
## 妇科疾病的中医疗法

　　女性生殖系统所患的疾病叫妇科疾病，常见的有痛经、月经不调、阴道炎、盆腔炎、子宫脱垂、子宫肌瘤等。运用中医小疗法，可以轻松缓解病痛。

# (57) 痛经

痛经是指经期前后或行经期间，出现下腹部痉挛性疼痛、恶心呕吐、全身不适的现象，会影响生活和工作。

## ◉病因病机

痛经可以分为原发性痛经和继发性痛经两种，原发性痛经指生殖器官并没有明显的异常而出现痛经的现象。继发性痛经则是由于生殖器官的病变导致的痛经，如子宫内膜异位症、盆腔炎、肿瘤等。

痛经经常是由于气滞、血淤、寒凝造成的。中医认为痛经时邪气内伏或精血素亏，气血运行不畅，“不通则痛”，或胞宫失于濡养，“不荣则痛”，故使痛经发作。另外，气血虚弱和肝肾亏虚也会导致痛经。

子宫颈管狭窄可使经血外流受阻而引起痛经；子宫发育不良容易造成子宫缺血、缺氧而引起痛经；子宫位置异常也可影响经血通畅而导致痛经。

## ◉诊断依据

原发性痛经的诊断：

1. 初潮后 1 ~ 2 年内发病。
2. 在出现月经血或在此之前几个小时开始痛，疼痛持续时间不超过 72 小时。
3. 疼痛性质属痉挛性或类似分娩产痛。
4. 妇科双合诊或肛诊，可得出原发性痛经的诊断。

## ◉常用中医疗法

痛经患者可以选用按摩疗法。选取气海穴和关元穴，气海穴在下腹部，前正中线上，当脐中下 1.5 寸；关元穴在下腹部，前正中线上，当脐中下 3 寸。

也可以选用拔罐疗法。让患者取仰卧位以充分暴露穴位，对穴位皮肤进行消毒后用转火法进行吸拔，使患者皮肤局部有抽紧感，留罐 15 分钟。每日 1 次，2 ~ 4 次为 1 个疗程。

# 痛经的中医疗法

## 按摩疗法

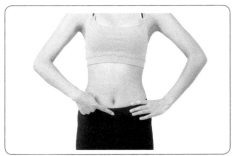

| 按摩部位 | 气海穴 | 按摩手法 | 摩法 |
|---|---|---|---|
| 按摩时间 | 2分钟 | 按摩力度 | 3 |

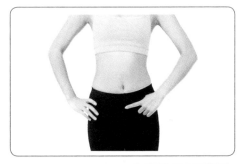

| 按摩部位 | 关元穴 | 按摩手法 | 摩法 |
|---|---|---|---|
| 按摩时间 | 2分钟 | 按摩力度 | 3 |

## 拔罐疗法

让患者取仰卧位以充分暴露穴位，对穴位皮肤进行消毒后用转火法进行吸拔，使患者皮肤局部有抽紧感，留罐15分钟。每日1次，2~4次为1个疗程。

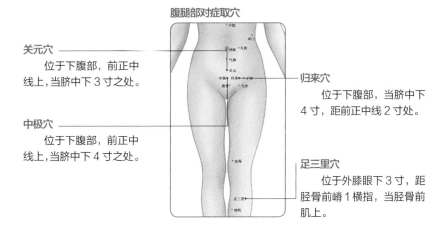

腹腿部对症取穴

**关元穴** —
位于下腹部，前正中线上，当脐中下3寸之处。

**中极穴** —
位于下腹部，前正中线上，当脐中下4寸之处。

**归来穴** —
位于下腹部，当脐中下4寸，距前正中线2寸处。

**足三里穴** —
位于外膝眼下3寸，距胫骨前嵴1横指，当胫骨前肌上。

●中医专家教你的小窍门

先用逆时针摩法按摩小腹，再进行穴位按摩，治疗效果更好。避免一切生冷及不易消化和刺激性食物，如辣椒、可乐、巧克力等。

经期避免感受风寒，忌冒雨涉水。注意调节情志，消除恐惧、焦虑等情绪。月经期间避免进行剧烈运动和过重的体力劳动。

# 58 月经不调

月经不调是指由于卵巢功能不正常所引起的月经周期超前或落后，行经日期紊乱、经量过多或过少。

## ● 病因病机

由于卵巢激素的作用，使子宫内膜起周期性变化后，周期性的子宫出血，就成为月经。第一次月经称初潮，现代女性月经初潮平均年龄为12.5岁，绝经年龄通常在45～55岁。

如果出现月经不调，应当及时医治，不能忽视。

月经提前，经量较多，颜色鲜红，口干，便秘，舌质红是因为血热；月经提前，经量较少，颜色淡，头晕，耳鸣，腰酸，是因为虚热；经期延后，经量少，颜色暗淡，怕冷，舌苔发白，是因为虚寒；经期提前，经量较多，颜色暗淡，面色苍白，无力，是因为气虚；经期提前或延后，颜色暗淡，头晕，体虚，舌苔白，是因为脾虚。

## ● 诊断依据

经期提前：月经周期短于21天，而且连续出现2个周期以上。

经期延迟：月经延后7天以上，甚至40～50天一行，并连续出现两个周期以上。

经期延长：周期正常，经期延长超过7天以上，甚至2周方净。有炎症的女子平时小腹疼痛，经期加重，平素白带量多，色黄或黄白、质稠、有味。黄体萎缩不全者月经量较多；子宫内膜修复延长者在正常月经结束后，仍有少量持续性阴道出血。

月经失调：月经先后不定期、月经提前或延迟，周期短于21天或长于35天。

## ● 常用中医疗法

月经不调患者可以选用按摩疗法。选取气海穴和三阴交穴，气海穴在下腹部，前正中线上，当脐中下1.5寸；三阴交穴在小腿内侧，当足内踝尖上3寸，胫骨内侧缘后方。

也可以选用刮痧疗法。刮拭部位选取背部的肝俞穴、脾俞穴，腹部的天枢穴、归来穴，下肢的太冲穴，采取面刮法，每穴刮拭40下，每天1次，5次为1个疗程。

还可以选用手诊手疗法。

# 月经不调的中医疗法

## 按摩疗法

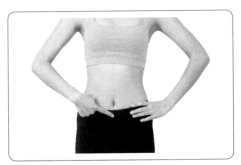

| 按摩部位 | 气海穴 | 按摩手法 | 摩法 |
|---|---|---|---|
| 按摩时间 | 2分钟 | 按摩力度 | 3 |

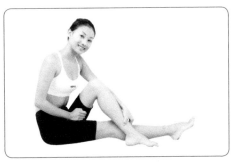

| 按摩部位 | 三阴交穴 | 按摩手法 | 指压 |
|---|---|---|---|
| 按摩时间 | 3分钟 | 按摩力度 | 3 |

## 刮痧疗法

刮拭部位选取背部的肝俞穴、脾俞穴，腹部的天枢穴、归来穴，下肢的太冲穴，采取面刮法，每穴刮拭40下，每天1次，5次为1个疗程。

**腹腿部对症取穴**

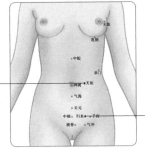

**天枢穴**
平脐中，在距脐中 2 寸处。

**归来穴**
在下腹部，当脐中下 4 寸，距前正中线 2 寸。

**太冲穴**
在脚背部第一、二跖骨结合部之前凹陷处。

### ●中医专家教你的小窍门

保持精神愉快，避免精神刺激和情绪波动。注意卫生，预防感染，注意外生殖器的卫生清洁。

经血量多者忌食红糖。月经前不能性交，还要注意保暖。内裤宜选柔软、棉质、通风透气性能良好的，要勤洗勤换，换洗的内裤要放在阳光下晒干。

## 手部诊疗法

1. 有青筋穿过腕横纹伸向大鱼际，或腕横纹线变浅、断裂，提示月经不调。

2. 3 线尾部有"米"字纹或"十"字纹，提示卵巢功能失调导致月经不调。

● 手疗

| 手疗部位 | 步骤 | 选穴 | 方法 |
|---|---|---|---|
| 手心 | 第一步 | 生殖区 | 摩法 20 次 |
| | 第二步 | 肾穴 | 揉法 20 次 |
| | 第三步 | 命门穴 | 揉法 20 次 |
| | 第四步 | 合谷穴 | 揉法 20 次 |
| | 第五步 | 神门穴 | 揉法 20 次 |

● 小贴士

经期应注意保暖，忌寒、凉、生、冷刺激，防止寒邪侵袭；注意休息、减少疲劳，加强营养，增强体质；尽量控制剧烈的情绪波动，保持心情愉快。

看手诊病

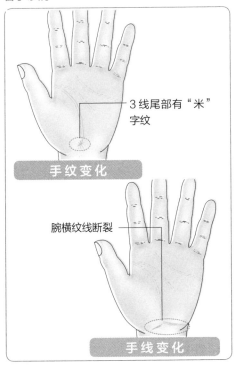

3 线尾部有 "米" 字纹

**手纹变化**

腕横纹线断裂

**手线变化**

手疗治病

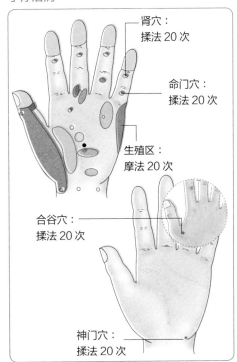

肾穴：
揉法 20 次

命门穴：
揉法 20 次

生殖区：
摩法 20 次

合谷穴：
揉法 20 次

神门穴：
揉法 20 次

第七章 妇科疾病的中医疗法

月经不调手操自疗法

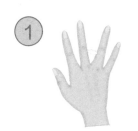

① 掌面朝外，把1角硬币横卡在中指与无名指指缝根部，用指力夹住，并向指顶端方向移行。

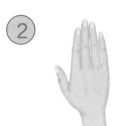

② 掌面朝外，把1角硬币放在无名指与小指指缝中，用力夹住，使硬币稍微上下移动而不掉落。

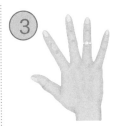

③ 戒指戴在无名指中节上，用手转动戒指对手指进行刺激。

# 59 阴道炎

阴道炎是病原体侵入阴道，产生炎症，出现白带异常的一种疾病，常见有滴虫性阴道炎、念珠菌阴道炎、老年性阴道炎等几种。

## ● 病因病机

各个不同年龄阶段的妇女都有可能患上阴道炎，这是妇科的一种常见疾病。但是在中医的妇科中，没有"阴道炎"这个疾病名，因为阴道炎的临床症状大多有带下、阴部瘙痒的症状，所以属于"带下""阴痒"的范畴。

滴虫性阴道炎是感染阴道毛滴虫而引起的妇科阴道炎症，有很强的传染性，中医认为滴虫性阴道炎多由湿热下注、肾虚湿盛导致。念珠菌阴道炎由白色念珠菌感染导致，中医认为念珠菌阴道炎多由肾虚和脾虚导致。老年性阴道炎是由于妇女绝经后，雌性激素缺乏造成的，也可见于切除了卵巢的妇女。

## 诊断依据

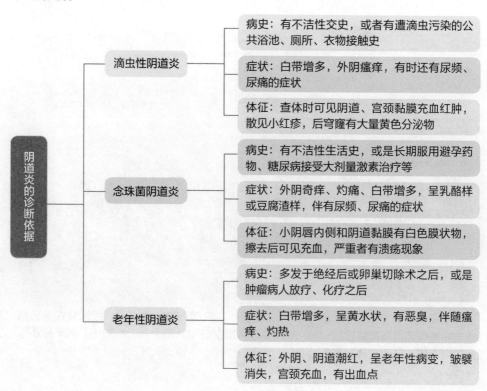

阴道炎的诊断依据

滴虫性阴道炎
- 病史：有不洁性交史，或者有遭滴虫污染的公共浴池、厕所、衣物接触史
- 症状：白带增多，外阴瘙痒，有时还有尿频、尿痛的症状
- 体征：查体时可见阴道、宫颈黏膜充血红肿，散见小红疹，后穹隆有大量黄色分泌物

念珠菌阴道炎
- 病史：有不洁性生活史，或是长期服用避孕药物、糖尿病接受大剂量激素治疗等
- 症状：外阴奇痒、灼痛、白带增多，呈乳酪样或豆腐渣样，伴有尿频、尿痛的症状
- 体征：小阴唇内侧和阴道黏膜有白色膜状物，擦去后可见充血，严重者有溃疡现象

老年性阴道炎
- 病史：多发于绝经后或卵巢切除术之后，或是肿瘤病人放疗、化疗之后
- 症状：白带增多，呈黄水状，有恶臭，伴随瘙痒、灼热
- 体征：外阴、阴道潮红，呈老年性病变，皱襞消失，宫颈充血，有出血点

# 阴道炎的中医疗法

## 熏洗疗法

中医治疗阴道炎，除了服用汤药之外，还可以采用熏洗疗法，对不同阴道炎治疗效果都比较不错。

| 蛇床子方<br>蛇床子10克，百部10克，花椒10克，黄柏10克，白矾10克，苦参10克，煎汤熏洗阴部或冲洗阴道。<br>对症治疗<br>此方用来治疗滴虫性阴道炎。 | 紫马洗剂<br>紫花地丁15克，马鞭草15克，煎汤熏洗阴部或冲洗阴道。<br>对症治疗<br>此方用来治疗念珠菌性阴道炎。 |
| --- | --- |

## 女性生殖器结构

女性出生后，生殖器官经过十几年的发育才成熟，有三十多年的生理旺盛时期，随着年龄的增长，功能就逐渐衰退。

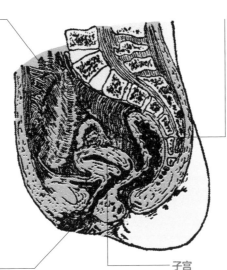

**输卵管**
位于盆腔内，子宫两侧左右各一条。输卵管是长形的输送卵子的管腔，分为间质部、峡部、壶腹部、伞部四个部分，开口于腹腔。

**卵巢**
卵巢是一对扁的椭圆体，大如杏核，位于子宫两侧，与盆腔侧壁相接。卵巢能产生卵子及分泌雌性激素。

**阴道**
阴道上端围绕着子宫颈，下端开口于外阴，是联结内外生殖器的管道。阴道前壁和膀胱、尿道相邻，后壁和直肠相邻。年轻妇女的阴道有很多皱襞，分娩后会逐渐消失。

**子宫**
位于盆腔中部，膀胱与直肠之间。子宫的形状像倒放的、前后稍扁的梨。子宫是月经形成的地方，也是胎儿生长发育的场所，可分为底、体、峡、颈四部，子宫长约7.5厘米，宽约4.5厘米，厚约2.5厘米，微向前屈，由圆韧带、宽韧带、子宫骶骨韧带三对韧带固定。

# 60 盆腔炎

盆腔炎是指盆腔内生殖器官及盆腔周围结缔组织的炎症，急性盆腔炎治疗不及时会导致慢性盆腔炎，治疗更加困难。

## ● 病因病机

盆腔炎是妇科的常见疾病，它是指子宫、输卵管、卵巢、盆腔腹膜及盆腔结缔组织的炎性病变。盆腔炎可以在某一部分或几个部分同时发生，临床上往往难以区分，故统称为盆腔炎。盆腔炎可分为急性盆腔炎和慢性盆腔炎两种。

中医把盆腔炎归入"带下""热入血室"的范畴。女性在产后胞门未闭，风寒湿热侵入与冲任气血相连，蕴结于胞宫，气滞血瘀、气血衰弱易导致盆腔炎。

## ● 常用中医疗法

盆腔炎患者可以选择拔罐疗法，选取气海穴、关元穴、归来穴、曲骨穴和足三里穴。让患者取适宜体位并对穴位处皮肤进行常规消毒（气海、关元、归来、曲骨、足三里穴，每次选2～4个穴位），用三棱针先在所选穴位上挑刺至出血，随后用闪火法将火罐吸拔在挑刺的穴位上，留罐10～15分钟，每周1～2次，挑刺治疗完每个穴位为1个疗程。

## 诊断依据

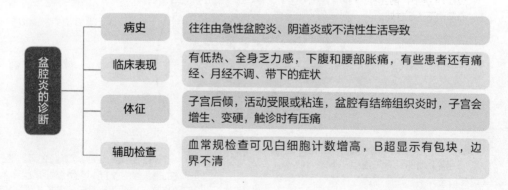

| 盆腔炎的诊断 | | |
|---|---|---|
| | 病史 | 往往由急性盆腔炎、阴道炎或不洁性生活导致 |
| | 临床表现 | 有低热、全身乏力感，下腹和腰部胀痛，有些患者还有痛经、月经不调、带下的症状 |
| | 体征 | 子宫后倾，活动受限或粘连，盆腔有结缔组织炎时，子宫会增生、变硬，触诊时有压痛 |
| | 辅助检查 | 血常规检查可见白细胞计数增高，B超显示有包块，边界不清 |

# 盆腔炎的中医疗法

## 女性盆腔器官

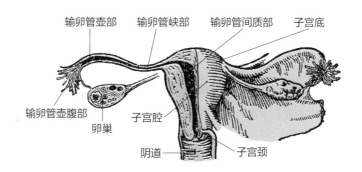

输卵管壶部　输卵管峡部　输卵管间质部　子宫底

输卵管壶腹部
卵巢
子宫腔
阴道
子宫颈

## 拔罐疗法

让患者取适宜体位，并对穴位皮肤外进行常规消毒（气海、关元、归来、曲骨、足三里穴，每次选2 ~ 4 个穴位），用三棱针先在所选穴位上挑刺至出血，随后用闪火法将火罐吸拔在挑刺的穴位上，留罐10~15分钟，每周1~2次，挑刺治疗完每个穴位为1个疗程。

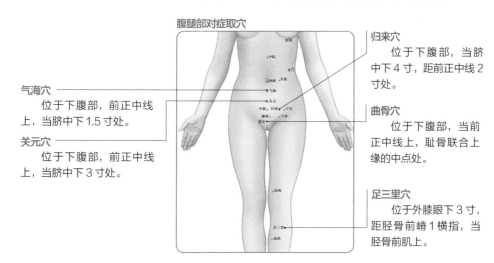

腹腿部对症取穴

**气海穴**

位于下腹部，前正中线上，当脐中下1.5寸处。

**关元穴**

位于下腹部，前正中线上，当脐中下 3 寸处。

**归来穴**

位于下腹部，当脐中下 4 寸，距前正中线 2寸处。

**曲骨穴**

位于下腹部，当前正中线上，耻骨联合上缘的中点处。

**足三里穴**

位于外膝眼下 3 寸，距胫骨前嵴 1 横指，当胫骨前肌上。

### ●中医专家教你做食疗

生地粳米粥：生地30克，粳米60克。生地切片，用清水煎煮2次，取汁100毫升。粳米熬粥，快熟时放入煎好的生地药汁，粥熟后即可食用。

败酱玫瑰饮：败酱草30克，佛手10克，玫瑰花10克，将三种材料用水煎服。每天1剂，连服6天。

# ⑥1 子宫脱垂

子宫脱垂是指子宫从正常位置沿阴道下降，宫颈外口达坐骨棘水平以下，甚至子宫全部脱出于阴道口以外的现象。子宫脱垂是一种常见的妇科病，俗称"落袋"或"阴挺"。

## ● 病因病机

患者常感觉会阴处坠胀，有物脱出，劳累后病情加剧，并伴随腰酸、大便困难、小便失禁等症状。子宫脱垂严重者，子宫局部可能有感染或糜烂，在过度劳累、剧烈咳嗽、排便时用力过大等情况下，常可引起反复发作，还可能导致尿失禁。

现代医学认为子宫脱垂多因分娩时造成宫颈、宫颈主韧带及子宫韧带损伤，或因分娩后支持组织没有及时恢复正常，导致子宫沿阴道向下移位，或因生育过多或分娩时用力过度造成骨盆筋膜和各组肌肉纤维受损引起。中医认为该病是形体羸弱、孕育过多、耗损肾气，或脾胃虚弱、中气下陷，或肝经湿热下注等造成的。

## 子宫脱垂的程度

按照子宫下降的程度，临床上分为3度。

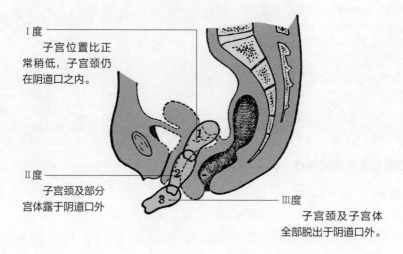

Ⅰ度
子宫位置比正常稍低，子宫颈仍在阴道口之内。

Ⅱ度
子宫颈及部分宫体露于阴道口外

Ⅲ度
子宫颈及子宫体全部脱出于阴道口外。

# 子宫脱垂的中医疗法

## 按摩疗法

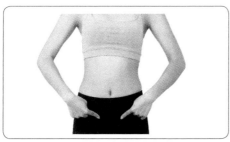

| 按摩部位 | 归来穴 | 按摩手法 | 按揉 |
|---|---|---|---|
| 按摩时间 | 2分钟 | 按摩力度 | 3 |

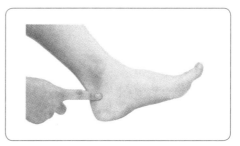

| 按摩部位 | 水泉穴 | 按摩手法 | 指压 |
|---|---|---|---|
| 按摩时间 | 2分钟 | 按摩力度 | 3 |

## 拔罐疗法

先让患者取俯卧位，对穴位皮肤进行常规消毒，随后用闪火法将火罐吸拔在背部穴位上，并留罐15~20分钟。每日1次，10次为1个疗程。

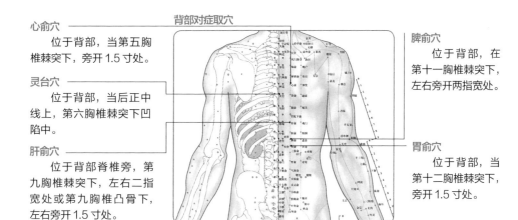

**心俞穴**
位于背部，当第五胸椎棘突下，旁开1.5寸处。

背部对症取穴

**脾俞穴**
位于背部，在第十一胸椎棘突下，左右旁开两指宽处。

**灵台穴**
位于背部，当后正中线上，第六胸椎棘突下凹陷中。

**肝俞穴**
位于背部脊椎旁，第九胸椎棘突下，左右二指宽处或第九胸椎凸骨下，左右旁开1.5寸处。

**胃俞穴**
位于背部，当第十二胸椎棘突下，旁开1.5寸处。

●中医专家教你的小窍门

产后一段时间内不宜参加重体力劳动，应多卧床，防止子宫后倾。分娩后一个月内避免进行易引起腹压增大的劳动，哺乳时间不宜过长。

# 62 子宫肌瘤

　　子宫肌瘤多发生于中年妇女，是女性生殖器中最常见的良性肿瘤。子宫肌瘤是由子宫壁肌层中的组织发展而成，常为多发性。

## ● 病因病机

　　中医上把本病归入"崩漏""石瘕"范围。子宫肌瘤多发生于中年妇女，其大小不等，数目不定，单个或多个肌瘤一起生长在子宫上，大部分为多发，多数生长在子宫体部，少数生长在子宫颈部，临床上可分为三种：浆膜下子宫肌瘤、间质性子宫肌瘤和黏膜下子宫肌瘤。

　　子宫肌瘤是脏腑功能失调、气机阻滞、寒邪客胞、血行不畅，久积导致的疾病，明代的张仲景认为子宫肌瘤与七情也有密切的关系。

## ● 常用中医疗法

　　子宫肌瘤患者可以选用按摩疗法来辅助治疗。选取横骨穴，横骨穴在下腹部，当脐中下5寸，前正中线旁开0.5寸。

## 诊断依据

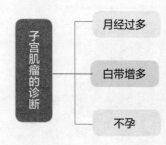

| 子宫肌瘤的诊断 | 月经过多 | 为最常见的症状，表现为月经周期缩短、经量增多、经期延长、不规则阴道流血等，多见于黏膜下及间质性子宫肌瘤 |
| --- | --- | --- |
| | 白带增多 | 有时产生大量脓血性排液并伴有臭味，黏膜下肌瘤时常见。白带增多是肌瘤从宫颈口突出于阴道内，发生感染后造成的 |
| | 不孕 | 子宫肌瘤压迫输卵管使之扭曲，或使宫腔变形以致妨碍受精卵着床，影响胎儿在子宫内的生长，导致不孕 |

# 子宫肌瘤的中医疗法

## 子宫肌瘤的治疗

1. 如果妇女在妊娠期间，患有子宫肌瘤不超过 3 个月，并且没有明显症状，可以不必治疗，但须定期检查。

2. 如果妇女在妊娠期间，子宫肌瘤发现时间长于 3 个月，临床症状显著，严重影响到患者健康时，需要进行手术切除。

3. 月经过多时，可服中药进行治疗。

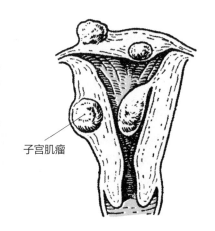

子宫肌瘤

## 按摩疗法

子宫肌瘤是中年妇女多发的一种常见病，中医按摩疗法对于治疗子宫肌瘤有一定的效果。

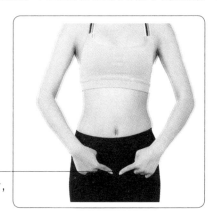

横骨穴 ————
位于下腹部，当脐中下5寸，前正中线旁开0.5寸。

| 按摩部位 | 横骨穴 | 按摩手法 | 按揉 |
| --- | --- | --- | --- |
| 按摩时间 | 1分钟 | 按摩力度 | 3 |

●中医专家教你的小窍门

要彻底积极地治疗习惯性便秘等慢性病。防治风寒，忌食辛辣燥烈食物，注意小腹的保暖，不可过度行房。多吃蔬菜、水果、芝麻、核桃等纤维丰富的食物，保持大便畅通。坚持做骨盆肌肉锻炼。

# 63 子宫内膜异位

子宫内膜异位是指具有生长功能的子宫内膜组织出现在子宫腔被覆黏膜以外的身体的其他部位所引起的一种病症。

## ◉ 病因病机

子宫内膜异位发病部位大多在盆腔内生殖器和邻近器官的腹膜面，多发于中年妇女，是女性不孕症和慢性盆腔疼痛的主要原因。女性在绝经期之后雌性激素减少，异位内膜会随之萎缩，病情会好转，妊娠也会缓解病情。

中医中没有子宫内膜异位的疾病名，把其归入"痛经""月经不调"的范畴。中医认为子宫内膜异位是气滞血瘀、宫寒、痰瘀、气血虚弱、肾虚等导致的。

## ◉ 常用中医疗法

血瘀是治疗子宫内膜异位的关键，子宫内膜异位与月经周期有着密切的关系，治疗的时候要结合月经周期的不同、证型的不同，选用不同的方药分别论治。

## 诊断依据

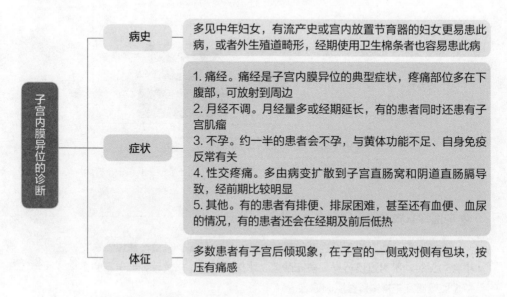

| 子宫内膜异位的诊断 | | |
|---|---|---|
| | 病史 | 多见中年妇女，有流产史或宫内放置节育器的妇女更易患此病，或者外生殖道畸形，经期使用卫生棉条者也容易患此病 |
| | 症状 | 1. 痛经。痛经是子宫内膜异位的典型症状，疼痛部位多在下腹部，可放射到周边<br>2. 月经不调。月经量多或经期延长，有的患者同时还患有子宫肌瘤<br>3. 不孕。约一半的患者会不孕，与黄体功能不足、自身免疫反常有关<br>4. 性交疼痛。多由病变扩散到子宫直肠窝和阴道直肠膈导致，经前期比较明显<br>5. 其他。有的患者有排便、排尿困难，甚至还有血便、血尿的情况，有的患者还会在经期及前后低热 |
| | 体征 | 多数患者有子宫后倾现象，在子宫的一侧或对侧有包块，按压有痛感 |

# 子宫内膜异位的中医疗法

子宫内膜异位的治疗方法

**气滞血瘀型**

症状：经前、经期小腹胀痛，乳房、胸肋胀痛，月经量少，舌质紫暗，有淤斑，脉弦涩

治法：疏肝理气，活血化淤

方药：灵脂6克(炒)，当归9克，川芎6克，桃仁9克(研泥)，丹皮6克，赤芍6克，乌药6克，延胡索3克，甘草9克，香附4.5克，红花9克，枳壳4.5克

**宫寒型**

症状：下腹结块，经前和经期小腹冷痛，喜温畏寒，月经量少，舌质紫，脉沉紧

治法：温经散寒，活血化淤

方药：小茴香(炒)7粒，干姜(炒)0.6克，延胡索3克，没药(研)6克，当归9克，川芎6克，官桂3克，赤芍6克，蒲黄9克，五灵脂(炒)6克

**湿热型**

症状：下腹结块，小腹隐痛，经期加重，月经量多，带下，苔黄腻，脉濡数或滑数

治法：清热利湿，活血化淤

方药：当归15克，川芎10克，白芍25克，生地黄20克，黄连10克，丹皮15克，香附15克，桃仁15克，红花15克，延胡索10克，红藤20克，败酱草20克，薏苡仁20克

**痰瘀型**

症状：久婚不育。经前、经期小腹痛，舌黯，苔白腻，脉细

治法：化痰散结，活血化淤

方药：浙贝10克，昆布10克，海藻10克，皂角刺10克，苍术10克，白术15克，茯苓10克，夏枯草15克，三棱10克，莪术10克，水蛭5克，荔枝核5克

**气血虚型**

症状：经期或经后腹痛，月经量多或少，色淡质稀，苔白薄，脉细无力。

治法：益气化淤

方药：黄芪9克，党参6克，白术6克，山药15克，天花粉12克，知母12克，三棱9克，莪术9克，鸡内金(黄者)9克，白芍6克，熟地10克

**肾虚型**

症状：经期或经后腹痛，月经先后不定期，经量少，色淡，苔白薄，脉细无力

治法：益肾调经，活血化淤

方药：熟地20克，山药20克，山茱萸15克，茯苓20克，当归20克，枸杞子20克，杜仲15克，菟丝子25克，桃仁15克，红花15克，川芎10克，白芍20克

●中医专家教你的小窍门

要防止经血逆流，如果有先天性疾病要注意及时治疗，防止经血逆流进入盆腔。另外还要预防医源性子宫内膜种植，经期和流产后不要进行盆腔检查等。

妊娠和哺乳可以控制子宫内膜异位的发展，提倡适龄婚育、药物避孕和母乳喂养，可以降低经血逆流和内膜种植的机会。

# (64) 更年期综合征

妇女在绝经期前后月经紊乱或者是绝经时出现的月经变化、面色潮红、心悸、失眠、乏力、抑郁、多虑、情绪不稳定、易激动、注意力难以集中等症状，被称为更年期综合征。

## ◉ 病因病机

更年期综合征是由雌激素水平下降而引起的一系列症状。更年期妇女由于卵巢功能减退，垂体功能亢进，分泌过多的促性腺激素，引起自主神经功能紊乱，从而出现的一系列程度不同的症状，如月经变化、面色潮红、心悸、失眠、乏力、抑郁、多虑、情绪不稳定、易激动、注意力难于集中等，称为"更年期综合征"。

中医的更年期综合征属于"经断前后诸证"范畴，多由肾虚导致。

## ◉ 诊断依据

1. 年龄 45 ~ 55 岁的妇女，除月经失调外，燥热汗出为典型症状，或伴有烦躁易怒、心悸失眠、胸闷头痛、情志异常、记忆力减退、腰腿酸痛等。

2. 内分泌测定：雌二醇（E2）降低，促卵泡激素（FSH）、促黄体生成激素（LH）增高。

3. 应排除精神、神经性疾病，以及甲状腺功能亢进、心血管疾病等。

## ◉ 常用中医疗法

患有更年期综合征的女性可以选用拔罐疗法。选取胸至骶段脊柱两旁全程膀胱经循行线，让患者取俯卧位并暴露背部，常规消毒后，用皮肤针从上到下轻叩胸至骶段脊柱两旁全程的膀胱经循行线（以皮肤潮红为度），然后再施以疏排罐法，将罐吸拔在穴位上，留罐15 ~ 20 分钟。每日 1 次，10 次为 1 个疗程。

也可以选用刮痧疗法。选取头部的四神聪穴，背部的肾俞穴，腹部的膻中穴、天枢穴、气海穴，下肢的足三里穴，采用面刮法，每次以轻度刺激的力度大约刮拭 40 次。

# 更年期综合征的中医疗法

## 拔罐疗法

背部对症取穴

**膈俞穴**
　　位于人体背部，当第七胸椎棘突下，旁开1.5寸处。

**肾俞穴**
　　位于腰部，当第二腰椎棘突下，旁开1.5寸处。

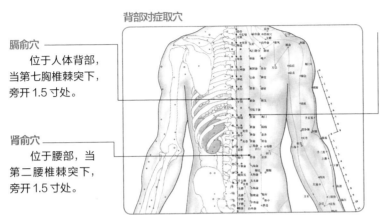

**肝俞穴**
　　位于背部脊椎旁，第九胸椎棘突下，左右二指宽处或第9胸椎凸骨下，左右旁开1.5寸处。

## 刮痧疗法

正面对症取穴

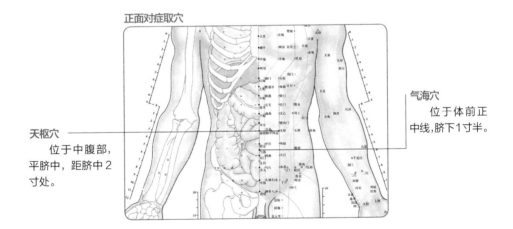

**天枢穴**
　　位于中腹部，平脐中，距脐中2寸处。

**气海穴**
　　位于体前正中线，脐下1寸半。

●中医专家教你的小窍门

　　本病患者在治疗期间应保持良好心态、精神愉悦。睡眠要好，营养要适当，并且要保持适当锻炼。必要时还可以配合服用药物治疗。

# (65) 闭经

闭经是指女子年满 18 岁，而月经尚未初潮，或已来月经又中断达 3 个月以上的月经病。

## ● 病因病机

闭经就是没有月经的意思，通常分为原发性闭经和继发性闭经两种，原发性闭经是指生殖器官不健全或发育不良，子宫颈、阴道、处女膜、阴唇等处先天性闭锁，或后天损伤造成粘连性闭锁，导致的假性闭经。继发性闭经是指消耗性疾病，如重度肺结核、严重贫血、营养不良等，体内内分泌紊乱的影响，如肾上腺、甲状腺、胰腺等功能紊乱引起的闭经。

从中医学上来看，闭经最早见于《素问·阴阳别论》中，称为"女子不月""月事不来"等。气血亏虚者月经来潮后闭经，有头晕耳鸣、腰膝酸软的症状；阴虚内热使月经逐渐变少，最后闭经，有五心烦热、潮热盗汗的症状；气滞血瘀闭经还会伴有胸胁小腹胀痛。

## ● 诊断依据

病史：有难产史、激素治疗史、营养不良史、急慢性疾病史、盆腔感染史、人工流产史、滥用避孕药史或长期哺乳史。

症状：超过 18 周没有月经，或月经初潮后停经 3 个月以上，还伴有发热、肥胖、精神不振等症状。

体征：原发性闭经多由功能性病变导致，继发性闭经多由器质性病变导致。

检查：全身检查，观察患者的体表特征和发育情况。妇科检查，了解患者外阴、子宫、卵巢的发育情况。B 超检查，可以了解女性盆腔内生殖器官的发育情况。

## ● 常用中医疗法

闭经患者可以选用按摩疗法进行辅助治疗。选取气海穴和归来穴，气海穴在下腹部，前正中线上，当脐中下 1.5 寸；归来穴在下腹部，当脐中下 4 寸，距前正中线 2 寸。

也可以采用针灸疗法进行治疗。按照证型的不同选取不同的穴位，如气滞血瘀导致的闭经可以选取地机穴、三阴交穴、太冲穴进行针灸。

# 闭经的中医疗法

## 按摩疗法

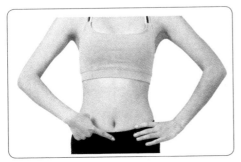

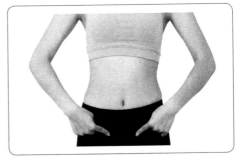

| 按摩部位 | 气海穴 | 按摩手法 | 摩法 |
|---|---|---|---|
| 按摩时间 | 2分钟 | 按摩力度 | 3 |

| 按摩部位 | 归来穴 | 按摩手法 | 按揉 |
|---|---|---|---|
| 按摩时间 | 1分钟 | 按摩力度 | 3 |

## 针灸疗法

闭经也可以采用针灸的方法来治疗，按照症状的不同选取不同的穴位，例如气滞血瘀导致的闭经可以选取地机穴、三阴交穴、太冲穴等穴位进行针灸。

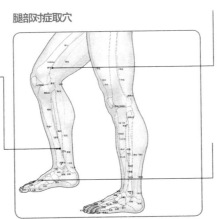

腿部对症取穴

血海穴
属足太阳脾经穴位，在膝膑上2寸内侧。

三阴交穴
属足太阴脾经的穴位，在脚内踝尖直上3寸（四横指宽），胫骨内侧面的后缘凹陷处。

太冲穴
属足厥阴肝经的穴位，在第一、二趾缝上1.5寸凹陷处。

● 中医专家教你的小窍门

适当锻炼身体，合理安排工作生活，避免劳累及精神紧张，保持情绪稳定。注意免受风寒，忌食生冷刺激。

注意月经期、产褥期的卫生保健。

# (66) 带下

带下是指女子带下量明显增多，颜色、气味异常，或腰酸怕冷、小便清长，或腹痛便干等症状，临床上以白带、清带、黄带比较常见。

## ● 病因病机

白带是指妇女阴道内白色或淡黄色分泌物。在青春期、月经期、妊娠期时，白带可能增多，这些都属正常现象。如果白带比平时增多，颜色异常，有腥臭味，并且伴有阴部瘙痒的症状，则是带下。

带下可能是由生殖道各种炎症或身体衰弱等引起。中医认为带下是因为脾寒气虚、肝气郁结、湿热下注而导致。白带分为多种类型。黄白色泡沫状白带有酸臭味，大多外阴瘙痒或刺痛，有爬虫感，白带多是滴虫性阴道炎，多由滴虫感染引起，可由接触传染；乳白色凝块状白带，有时外阴剧痒或刺痛，白带多是霉菌性阴道炎，多由白色念珠状菌（霉菌）感染引起，也可由接触传染；黏稠、黄脓样分泌物，有时有赤带属于慢性宫颈炎；常带血性，外阴部及阴道灼热不适，带多属于老年性阴道炎，是由绝经后阴道萎缩，抵抗力降低受感染而引起。

## ● 常用中医疗法

带下患者可以选用按摩疗法。选取气冲穴和太冲穴，气冲穴在腹股沟稍上方，当脐中下5寸，距前正中线2寸；太冲穴在足背侧，第一跖骨间隙的后方凹陷处。

也可以选用刮痧疗法。选取背部的肾俞穴、膀胱俞穴、百环俞穴，上肢的间使穴，下肢的太溪穴，运用面刮法，每穴刮拭30次。

另外，还可以选用下面的饮食疗法。

车前草炖猪肚：车前草30克，猪肚30克，盐适量。将猪肚切成小块，车前草洗净。将车前草、猪肚与水一起放入锅中，加入盐，用小火炖半个小时即可食用。

白果黄豆鲫鱼汤：鲫鱼一条（约250克），白果12克，黄豆30克。白果去壳，洗净；黄豆洗净，用清水浸1个小时，鲫鱼宰杀后处理干净。把全部用料放入锅内，加适量清水，大火煮沸后，改小火煲2个小时，加盐调味即可。

莲子炖乌鸡：莲子50克，乌鸡肉200克，仙茅10克。将莲子、仙茅、乌鸡肉洗净，乌鸡肉切小块。把全部材料一起放入锅内，加盖炖3个小时，加盐调味即可。

图解小疗法大健康一学就会

# 带下的中医疗法

## 按摩疗法

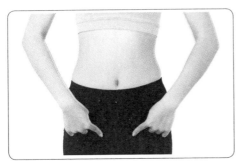

| 按摩部位 | 气冲穴 | 按摩手法 | 摩法 |
|---|---|---|---|
| 按摩时间 | 4分钟 | 按摩力度 | 2 |

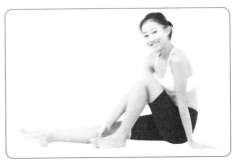

| 按摩部位 | 太冲穴 | 按摩手法 | 按揉 |
|---|---|---|---|
| 按摩时间 | 2分钟 | 按摩力度 | 3 |

## 刮痧疗法

| 对症取穴 |
|---|
| 背部：肾俞穴、膀胱俞穴、白环俞穴 |
| 上肢部：间使穴 |
| 下肢部：太溪穴 |

| 时间 | 运板 | 次数 |
|---|---|---|
| 10~15分钟 | 面刮法 | 30次 |

背部对症取穴

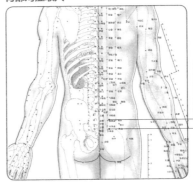

**膀胱俞穴**
　　背正中线旁开1.5寸，平第二骶后孔。

**白环俞穴**
　　背正中线旁开1.5寸，平第四骶后孔。

●中医专家教你的小窍门

　　忌食生冷食物以及刺激性食物，如辣椒、茴香、洋葱、蒜、白酒等。但可以食用乌骨鸡、麻雀肉、鳖、猪肚、芡实、肉苁蓉、枸杞子、白果、绿豆、冬瓜等。
　　保持外阴干燥清洁，勤换洗内裤，经期尤其要注意阴部卫生，保持乐观情绪。

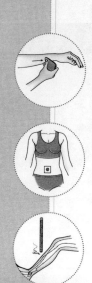

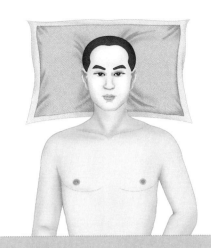

# 第八章
## 男科疾病的中医疗法

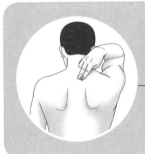

　　男性生殖系统所患的疾病叫男科疾病，常见的有阳痿、早泄、遗精、前列腺炎、前列腺增生等。运用中医小疗法，可以轻松治疗这些难言之隐。

# (67) 阳痿

阳痿是指在未到性功能衰退时期，男子在有性欲要求时，阴茎不能勃起或勃起不坚，或者虽然有勃起也有一定程度的硬度，但不能保持足够时间的性交。

## ● 病因病机

阴茎完全不能勃起叫完全性阳痿，阴茎虽能勃起但其硬度不够称不完全性阳痿，从发育开始后就发生阳痿者称原发性阳痿。

功能性阳痿原因为慢性病，多由体质衰弱或过度疲劳引起的身体衰弱或神经衰弱引起。害怕妊娠、性交环境不良、夫妇感情冷淡或自慰过多而担心性功能有问题等精神因素也能造成阳痿。器质性阳痿的原因是内分泌障碍、血运不足和神经障碍等。

## ● 诊断依据

轻度阳痿：房事中阴茎勃起有时不能持续，有时不能顺利插入阴道，勃起的角度尚可达到 90 度，但硬度不理想；较以前性交频率减少，性快感还算可以。

中度阳痿：房事时阴茎经常不能勃起或经常有勃起不能持续的状况，阴茎在房事时经常不能顺利地插入阴道，勃起角度达不到 90 度，且硬度非常差；性交频率显著减少；性快感明显减退。

重度阳痿：房事时也没有阴茎勃起，完全不能插入阴道进行性交；没有勃起角度和硬度；性交活动基本停止，也没有性交快感。

## ● 常用中医疗法

阳痿患者可以选用按摩疗法。选取命门穴和腰阳关穴，命门穴在腰部，当后正中线上，第二腰椎棘突下凹陷中；腰阳关穴在腰部，当后正中线上，第四腰椎棘突下凹陷中。

也可以选用刮痧疗法。选取背腰部的肾俞穴、次髎穴，胸腹部的神阙穴、关元穴，下肢的三阴交穴、复溜穴，运用面刮法或角刮法，每穴刮拭 40 次。

另外，还可以选用下面的饮食疗法。

鲜羊肉粥：新鲜羊肉150 ~ 200克，粳米适量。羊肉与粳米一同煮粥。可佐餐食用。温热食，适于在秋冬季节服用，可以益血气、补虚损、暖脾胃、治阳痿。

# 阳痿的中医疗法

## 按摩疗法

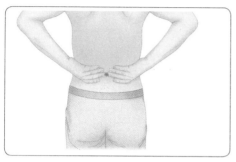

| 按摩部位 | 命门穴 | 按摩手法 | 按揉 |
|---|---|---|---|
| 按摩时间 | 3分钟 | 按摩力度 | 4 |

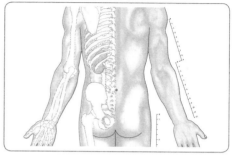

| 按摩部位 | 腰阳关穴 | 按摩手法 | 按揉 |
|---|---|---|---|
| 按摩时间 | 3分钟 | 按摩力度 | 4 |

## 刮痧治疗

| 对症取穴 |
|---|
| 背腰部：肾俞穴、次髎穴 |
| 胸腹部：神阙穴、关元穴 |
| 下肢部：三阴交穴、复溜穴 |

| 时间 | 运板 | 次数 |
|---|---|---|
| 20分钟 | 推刮法、角刮法 | 40次 |

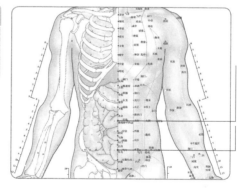

神阙穴
　位于中腹部，脐中央。

关元穴
　位于下腹部，前正中线上，当脐中下3寸。

● 中医专家教你的小窍门

　　长期房事过度，是导致阳痿的原因之一，所以要适当节制房事。精神性阳痿的人往往缺乏自信心，充满自卑感，抑郁或体像感很差。因此，要改善不良情绪或自卑懦弱的性格。

　　应选择具有补肾填精作用的食物，或选择具有温补肾阳作用的湿热性的食物。勿食生冷性寒、辛辣刺激性食物。注意饮食营养，摄入足量的钙、磷及维生素A、维生素C、维生素E等物质。

# 68 早泄

早泄是指阴茎插入阴道后，在女性尚未达到性高潮，性交时间短于 2 分钟，男子提前射精的性交障碍。

## ● 病因病机

临床上把阴茎勃起未进入阴道即射精诊断为早泄，而能进入阴道进行性交者，如果没有抽动几下就很快射精，也叫做早泄。早泄患者通常还伴有腰膝酸软、体倦乏力、头晕耳鸣、夜尿频多、白天无神、夜间无力、畏寒怕冷、神疲消瘦等症状。

过度兴奋或紧张、过分疲劳、心情郁闷，饮酒之后行房、房事不节、丈夫对妻子存在恼怒等情绪，或对妻子过分的害怕、敬重，自身存在自卑心理等都是诱发早泄的因素。外生殖器先天畸形、包茎、龟头或包皮的炎症、脊髓肿瘤、尿道炎、阴茎炎、慢性前列腺炎等都可能反射性地影响脊髓中枢，引起早泄。

## ● 诊断依据

1. 正常：阴茎插入阴道时间超过 20 分钟，10 次性交中有 7 次以上能配合伴侣随意控制射精。

2. 轻度（以下有一项符合即可诊断为轻度早泄）：

从阴茎插入阴道后到射精，时间在 6 分钟以上不足 15 分钟。

性交过程中，10 次有 6 次不能配合伴侣控制射精。

3. 中度（以下有一项符合即可诊断为中度早泄）：

从阴茎插入阴道后到射精，时间在 2 分钟以上不足 6 分钟。

性交过程中，10 次有 8 次不能配合伴侣控制射精。

4. 重度（以下有一项符合即可诊断为重度早泄）：

阴茎未插入阴道或刚插入阴道就射精。

从阴茎插入阴道后到射精，时间不足 2 分钟。

性交过程中完全不能配合伴侣控制射精。

另外，还可以选用下面的饮食疗法。

牛鞭汤：牛鞭 1 副、生姜 1 块，盐适量。牛鞭切段，放入沸水中滚烫，捞出洗净，姜洗净切片。将牛鞭、姜片放入锅中，加水没过材料，以大火煮开后转小火慢炖 30 分钟，起锅前加盐调味即可。

# 早泄的中医疗法

## 按摩疗法

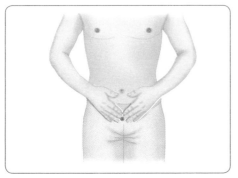

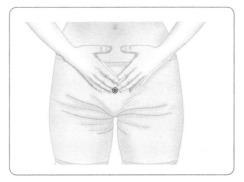

| 按摩部位 | 关元穴 | 按摩手法 | 指压 |
|---|---|---|---|
| 按摩时间 | 2分钟 | 按摩力度 | 2 |

| 按摩部位 | 中极穴 | 按摩手法 | 指压 |
|---|---|---|---|
| 按摩时间 | 2分钟 | 按摩力度 | 3 |

## 刮痧疗法

| 对症取穴 |
|---|
| 背腰部：肾俞穴、命门穴 |
| 腹部：关元穴 |
| 下肢部：足三里穴 |

| 时间 | 运板 | 次数 |
|---|---|---|
| 30分钟 | 面刮法 | 50次 |

背部对症取穴

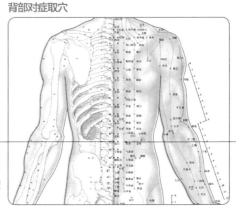

命门穴 —— 在第二腰椎棘突下，肚脐正后方处。

肾俞穴
位于腰部，当第二腰椎棘突下，旁开1.5寸。

●中医专家教你的小窍门

　　性生活要做到放松，切勿纵欲，勿疲劳后行房。调节饮食，保证充足的睡眠，不酗酒吸烟，不憋尿、忍尿等。

　　多食具有补肾固精作用的食物如牡蛎、核桃仁、芡实、栗子、鳖、鸽蛋、猪腰等。

# ⑥⑨ 遗精

遗精是指不因性生活而精液遗泄的病症，多是因为神经衰弱、劳伤心脾；或者性交过频、肾虚不固，以及色欲过度等所致。

## ◉ 病因病机

遗精同时还伴随着头晕、神疲力乏、腰酸腿软、多梦、盗汗、烦热等症状。临床可分为生理性遗精和病理性遗精。

本病为情绪失调、房劳过度等导致肾精不固或湿热内扰所致。如纵欲过度、肾气虚损，或思虑忧郁、精神紧张、而致肝气郁结、湿热下注导致本病。有梦而遗，名为"梦遗"；无梦而遗，或清醒时精液自行滑出，称为"滑精"。

## ◉ 诊断依据

已婚男子在非性生活时间精液自出，有时在睡眠中发生，有时在清醒时发生，每周超过1次以上。

未婚男子频繁发生精液遗泄，每周超过2次以上，常常伴有耳鸣、健忘、头昏、失眠、疲倦乏力、腰酸膝软等症状，并持续1个月以上。

成年未婚或者婚后夫妻分居的男子，1个月遗精1~2次，第二天并没有不适感觉或其他症状，这种情况是溢精，属于正常生理现象，并非病态。

## ◉ 常用中医疗法

遗精患者可以选用按摩疗法。选取中极穴和大赫穴，中极穴在下腹部，前正中线上，当脐中下4寸；大赫穴在下腹部，当脐中下4寸，前正中线旁开0.5寸。

还可以选用刮痧疗法。

另外，还可以选用下面的饮食疗法。

三味鸡蛋汤：鸡蛋1个，去芯莲子、芡实、山药各9克，冰糖适量。将莲子、芡实、山药熬成药汤，加入鸡蛋煮熟，汤内再加入冰糖即可食用。

莲子百合煲肉：将莲子去心，百合洗净，猪瘦肉洗净切片。将莲子、百合、猪瘦肉放入锅中，加适量水，用小火煲熟，调味后服用。

# 遗精的中医疗法

## 按摩疗法

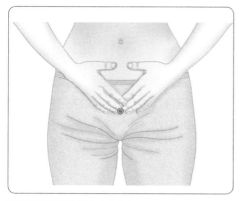

| 按摩部位 | 中极穴 | 按摩手法 | 摩法 |
|---|---|---|---|
| 按摩时间 | 2分钟 | 按摩力度 | 3 |

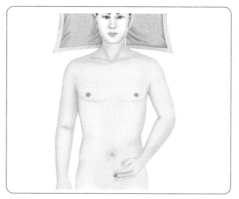

| 按摩部位 | 大赫穴 | 按摩手法 | 摩法 |
|---|---|---|---|
| 按摩时间 | 2分钟 | 按摩力度 | 3 |

## 刮痧疗法

| 对症取穴 | | |
|---|---|---|
| 背部：肾俞穴、八髎穴 | | |
| 胸腹部：神阙穴、关元穴 | | |
| 下肢部：三阴交穴、太溪穴 | | |

| 时间 | 运板 | 次数 |
|---|---|---|
| 20分钟 | 面刮法 | 40次 |

腹部对症取穴

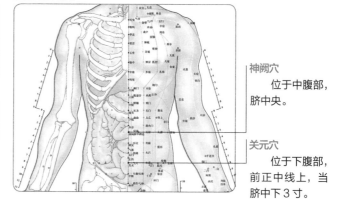

神阙穴
位于中腹部，脐中央。

关元穴
位于下腹部，前正中线上，当脐中下3寸。

●中医专家教你的小窍门

　　勿随意服用补肾药，有时越补遗精越多。治疗遗精频繁，应养成良好生活起居习惯，戒除频繁手淫。睡眠时，棉被不要盖得太厚太暖，内裤不宜过紧。

　　注意少食辛辣刺激性食物及香烟、酒、咖啡。平时可以多吃一些有补肾固精作用的食品，如芡实、石榴、莲子、核桃仁、白果等。

# (70) 前列腺炎

常伴有尿急、尿频、尿时会阴部疼痛，余尿不尽，尿白浊，并有炎性分泌物从尿道排出，及神疲力乏、腰膝怕冷等症状。

## ● 病因病机

急性炎症病变严重或未彻底治疗而转为慢性前列腺炎。性生活不正常、长时间骑自行车、骑马或久坐，前列腺按摩过重或过于频繁都会造成前列腺充血，而引发前列腺炎。尿液刺激，淋球菌、非淋球菌等病原微生物感染也有可能引发前列腺炎。

## ● 诊断依据

血常规：血白细胞计数和中性粒细胞计数升高。

尿常规：血行感染引起的急性前列腺炎，尿常规可正常；尿路感染引起的前列腺炎，尿内有炎性改变。

前列腺液检查：卵磷脂小体减少或消失，白细胞在高倍视野下数量多于 10 个。对前列腺炎的辅助诊断主要靠按摩前列腺采集到的前列腺液化验，如果发现其中的卵磷脂小体减少并伴有大量白细胞或脓细胞，即可确诊。

## ● 常用中医疗法

前列腺炎患者可以选用按摩疗法。选取中封穴和水泉穴，中封穴在足背侧，当足内踝前，商丘穴与解溪穴连线之间，胫骨前肌腱的内侧凹陷处。还可选用刮痧疗法。

另外，还可以选用下面的饮食疗法。

冬瓜海带薏苡仁汤：鲜冬瓜（连皮）250 克，薏苡仁 50 克，海带 100 克。冬瓜切成粗块，海带切成细片。各类食材同放进砂锅内，加适量清水煮汤食用。

公英银花粥：蒲公英 60 克，金银花 30 克，大米 100 克，白糖适量。将蒲公英、金银花同放进砂锅内，加适量清水煎汁，去渣取汁，加入大米煮成稀粥。粥成后加入白糖调味即可食用。每天 2 次。

# 前列腺炎的中医疗法

## 按摩疗法

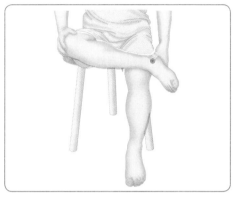

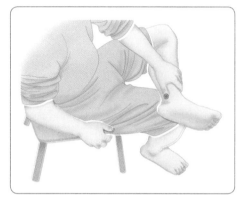

| 按摩部位 | 中封穴 | 按摩手法 | 指压 |
|---|---|---|---|
| 按摩时间 | 3分钟 | 按摩力度 | 3 |

| 按摩部位 | 水泉穴 | 按摩手法 | 指压 |
|---|---|---|---|
| 按摩时间 | 2分钟 | 按摩力度 | 3 |

## 刮痧疗法

| 对症取穴 | | |
|---|---|---|
| 腰背部：肾俞穴、膀胱俞穴 | | |
| 腹部：水道穴、归来穴 | | |
| 下肢部：复溜穴、太溪穴 | | |

| 时间 | 运板 | 次数 |
|---|---|---|
| 30分钟 | 面刮法 | 50次 |

背部对症取穴

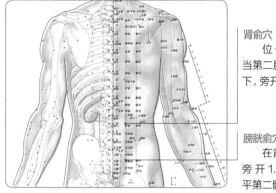

**肾俞穴**
位于腰部，当第二腰椎棘突下，旁开1.5寸。

**膀胱俞穴**
在背正中线旁开1.5寸处，平第二骶后孔。

●中医专家教你的小窍门

注意生活方式，不能长期驾驶。男性一旦出现尿频、尿急等症状要及早去医院就诊，争取在急性期内一次性治愈。

平时要保持大便通畅，多饮水，多排尿，因为尿液经常冲洗尿道有助于前列腺分泌物排出，也有利于预防反复感染。

# (71) 前列腺增生

前列腺增生的主要表现为膀胱刺激症状如尿频等，前列腺阻塞尿路产生的梗阻性症状如排尿困难等。

## ◉病因病机

前列腺可分为五叶，即前叶、中叶、后叶和两侧叶。中叶和两侧叶同前列腺增生关系密切。中叶增生常突入膀胱颈部，阻塞尿道内口导致排尿困难。两侧叶紧贴尿道侧壁，其增生导致压迫、延长、扭曲尿道，最终造成排尿困难。

## ◉诊断依据

早期表现为尿频、夜尿增多、排尿困难、尿流无力，晚期表现为严重的尿频、尿急、排尿困难，甚至点滴不通，小腹胀满，可触及充盈的膀胱。

直肠指诊可见前列腺增大、质地较硬、表面光滑、中央沟消失。

B 型超声波检查可显示增生的前列腺。

## ◉常用中医疗法

前列腺炎患者可以选用刮痧疗法。选取背部的肾俞穴、膀胱俞穴，胸腹部的气海穴、中极穴，下肢的三阴交穴、太溪穴，运用平刮法，每穴刮拭 40 次。

也可以采用贴敷疗法。选取神阙穴，准备大蒜瓣 3 枚、栀子 3 枚、净芒硝 3 克，把栀子研磨成粉，加入大蒜和芒硝捣烂成泥状。把药泥涂于患者肚脐中，用胶布贴紧，小便后去药。

另外，还可以选用下面的饮食疗法。

苁蓉羊肉粥：肉苁蓉 15 克，精羊肉 60 克，粳米 60 克，葱白 2 根，生姜 3 片，盐少许。将苁蓉、羊肉切细，先煎苁蓉取汁，去渣，放入羊肉、粳米煮成粥，加入调味品即可食用，有利于防治前列腺增生。

# 前列腺增生的中医疗法

## 刮痧疗法

### 对症取穴

背部：肾俞穴、膀胱俞穴
腹部：气海穴、中极穴
下肢部：三阴交穴、太溪穴

| 时间 | 运板 | 次数 |
|------|------|------|
| 20分钟 | 平刮法 | 40次 |

腹部对症取穴

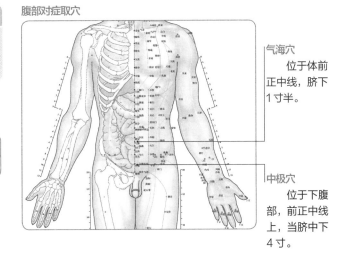

气海穴
　　位于体前正中线，脐下1寸半。

中极穴
　　位于下腹部，前正中线上，当脐中下4寸。

## 贴敷疗法

### 对症取穴

神阙穴

　　药材：大蒜瓣3枚，栀子3枚，净芒硝3克。
　　用法：把栀子研磨成粉，加入大蒜和芒硝捣烂成泥状。把药泥涂于患者肚脐中，用胶布贴紧，小便后去药。

腹部对症取穴

神阙穴
在肚脐正中尖。

●中医专家教你的小窍门

　　饮食应以清淡、易消化者为好，多吃蔬菜瓜果，少食辛辣刺激及肥厚之品，戒酒，慎用壮阳食品与药品。
　　忌长时间憋尿，以免损害尿道括约肌功能。每天晚上睡觉前，按摩涌泉、会阴、关元、中极等穴位，并反复做提肛运动。

# (72) 男性不育

夫妻结婚一年以上，有正常的性生活，没有采取避孕措施，由于男方原因引起的女方不能受孕叫做男性不育或男性生育低下。

## ● 病因病机

根据统计，中国的夫妻中大约有10%有不孕不育的情况，其中因为男性的原因导致不孕不育的占40%。男性不育是一个比较复杂的综合征，在中医中属于"不育"的范畴。

中医认为肾主藏精，主发育和生殖，肾精充盛，人的身体才能健康，生殖功能才能正常。肝主藏血，肝血充盈，生殖器官才能得到滋养，夫妻生活才能正常。脾主运化，水谷精微能够输布到全身，生殖器官才能得到补养，精液才能充足。五脏功能失调会影响男性的生殖功能，甚至会导致不育。

## ● 诊断依据

1. 确认男性是否有性功能障碍，婚姻状况是否正常，是否有影响生育的先天疾病、外伤史、手术史，是否接触过放射性物质，是否接触过影响精子生成的毒品和药品，是否有影响生育的不良个人习惯。

2. 体征检查。重点观察男性的第二性征是否明显，要注意发现是否有内分泌、心血管、呼吸系统的疾病。

3. 泌尿生殖系统检查，检查男性生殖系统发育是否正常，是否有影响生育的泌尿生殖系统疾病。

4. 实验室辅助检查，主要是精液的常规检查，包括精液的理化特征、精子密度与总数、精子的形态和活力等。

## ● 常用中医疗法

男性不育患者可以选用针灸疗法。不同的症选取不同的穴位，每日行针1次，每次15分钟。少精子症患者15天为一个疗程；死精或畸形精子的患者18天为一个疗程。

也可以采用耳压疗法，选取外生殖器、睾丸、内分泌、皮质下、神门穴对应的反射区，用王不留行粘在胶布上，贴于所选的耳穴。每周1次，每天自行按压2～3次。

# 男性不育的中医疗法

## 针灸疗法

　　不同的症状选取不同的穴位，每日行针1次，每次15分钟。少精子症的患者15天为一个疗程；死精或畸形精子的患者18次为一个疗程；精液黏稠或者不液化的患者针7~10次后复查。

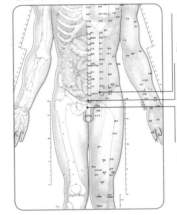

腹部对症取穴

| 对症取穴 |
| --- |
| 少精子症：选取大赫穴、曲骨穴、三阴交穴、关元穴，或中极穴、肾俞穴、命门穴<br>死精或畸形精子：选取气海穴、三阴交穴，或命门穴、地机穴<br>精液黏稠或者不液化：选取气海穴、水道穴、左行间右三阴交穴，或中极穴、阴陵泉穴、太溪穴 |

**水道穴**

　　当脐中下3寸，距前正中线2寸。

**中极穴**

　　位于下腹部，前正中线上，当脐中下4寸。

**曲骨穴**

　　在前正中线上，耻骨联合上缘的中点处。

## 耳压疗法

　　用王不留行粘在胶布上，贴于所选的耳穴。每周1次，每天自行按压2~3次。

| 可选反射区 |
| --- |
| 外生殖器、睾丸、内分泌、皮质下、神门 |

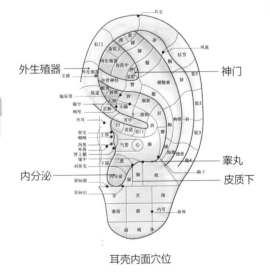

外生殖器　神门　内分泌　睾丸　皮质下

耳壳内面穴位

●中医专家教你的小窍门

　　要注意调节情绪，长期的精神压力过大往往导致不育。
　　要加强营养、戒除烟酒、节制房事，预防腮腺炎和睾丸炎，遵医嘱合理治疗。

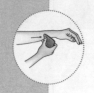

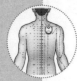

本章看点

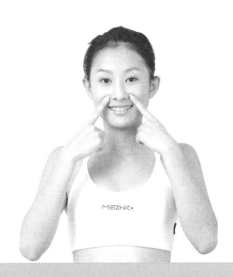

# 第九章
## 五官科疾病的中医疗法

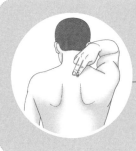

　　《黄帝内经》中记载："鼻者，肺之官也；目者，肝之官也；口唇者，脾之官也；舌者，心之官也；耳者，肾之官也。"本章主要介绍了中耳炎、沙眼、青光眼、白内障、慢性鼻炎等五官科疾病的中医疗法。

# ⑦③ 中耳炎

中耳炎是累及中耳（包括咽鼓管、鼓室、鼓窦及乳突气房）全部或局部结构的炎性病变，好发于儿童。

## ◉ 病因病机

中耳炎有急性化脓性中耳炎和分泌性中耳炎两种。急性化脓性中耳炎是由于细菌进入鼓室引起的化脓感染，常累及中耳其他部位，多发于婴幼儿和学龄前儿童。分泌性中耳炎冬春季节常见，是儿童致聋的最常见因素。细菌毒力强、机体抵抗力差，或耳咽管病变，影响中耳脓液的引流，或急性炎症期未得到及时适当的处理，炎症迁延达3个月以上者会转为慢性中耳炎。分泌性中耳炎属于中医"耳胀""耳闭"的范畴，化脓性中耳炎属于"脓耳"的范畴。

## ◉ 诊断依据

1. 患者有不同程度的耳痛。感染轻者为阵发性耳痛，严重者则成剧烈性跳痛。幼儿因不能主诉，常哭闹，烦躁不安。

2. 发热：严重的可高达40℃，少数小儿不明病因的高热，有可能就是急性化脓性中耳炎在作怪。

3. 患者有耳鸣、听力减退等听力障碍，但常被耳痛症状所掩盖。

4. 鼓膜穿孔后有大量脓液流出，以上症状可逐步减轻。

5. 局部检查：鼓膜出现急性充血。穿孔后有搏动性脓液涌出。

6. 危险时可出现耳后肿痛、头痛、高热、寒战、颈项强直或昏迷等，须尽快治疗。若耳后已形成脓肿，可先行切开引流。

## ◉ 常用中医疗法

中耳炎患者可以选用按摩疗法，选取听宫穴进行自我按摩，以拇指指尖轻轻揉按，每次左右各（或双侧同时）按揉1~3分钟。

# 中耳炎的中医疗法

## 耳朵的结构

耳分外耳、中耳与内耳三部分。外耳由耳郭与外耳道组成。中耳主要为鼓室、咽鼓管等。鼓室内有听骨，声波自外耳道进入，通过鼓膜之振动和鼓室内听骨之传导到达内耳。内耳因结构复杂又称"迷路"。内耳主要由前庭、半规管及耳蜗三部分组成，负责平衡觉及听觉。

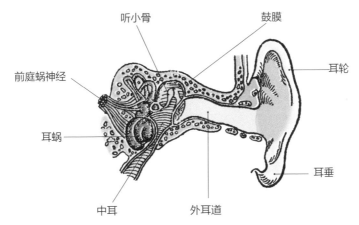

听小骨　　鼓膜

前庭蜗神经　　耳轮

耳蜗　　耳垂

中耳　　外耳道

## 按摩疗法

自我按摩法：以拇指指尖轻轻揉按听宫穴，每次左右各(或双侧同时)按揉1~3分钟。

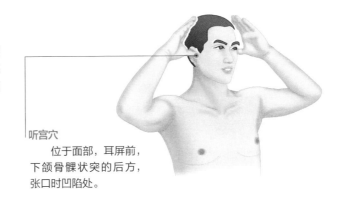

听宫穴

位于面部，耳屏前，下颌骨髁状突的后方，张口时凹陷处。

●中医专家教你的小窍门

积极治疗鼻咽部疾病，避免引发中耳炎，正确擤鼻和冲洗鼻腔，挖取耳垢的时候避免损伤鼓膜，游泳后把耳朵里的水用棉签擦干。

加强体育锻炼，忌食辛辣、刺激性食品，小虫钻入耳道，可滴入食用油泡死小虫后再取出。

# ㉞ 沙眼

沙眼是由沙眼衣原体引起的慢性传染性结膜角膜炎，是十分常见的眼科疾病，具有很强的传染性，可通过手、眼接触，苍蝇或者带菌物品等传染。

## ◉ 病因病机

沙眼因其在眼睑结膜表面形成粗糙不平的外观，像沙砾附在上面，故而得名。中医上把沙眼称为"椒疮"或"粟疮"。

中医认为本病多因外感风热邪毒，内有脾胃积热，内邪与邪毒相结于睑胞，气血失和所导致。

## ◉ 诊断依据

1. 上睑穹窿部结膜表面粗糙，结膜血管模糊，滤泡和乳头同时出现。后期，结膜出现白色的瘢痕组织。

2. 早期症状不太明显，仅感到眼睑微痒。后期，病情逐渐加重，有疼痛、异物感、怕光、流泪、分泌物增多、视物模糊等。

3. 重症者由于瘢痕收缩，可以并发睑内翻倒睫、角膜溃疡、角膜薄翳等症，导致视力减退，甚至失明。

## ◉ 常用中医疗法

沙眼患者可以选用刮痧疗法，选取头部的瞳子髎穴、阳白穴、晴明穴，背部的大椎穴，下肢的太冲穴，运用角刮法，每穴刮拭30次。

也可以采用滴眼疗法，用适量桑叶、菊花白矾煎水约300毫升，澄清，每次取100毫升洗眼，3次为1个疗程。

另外，还可以选用下面的饮食疗法。

陈皮连翘汁：陈皮10克，连翘10克，防风8克，知母10克，玄明粉12克，黄芪10克，玄参10克，黄连10克，荆芥6克，大黄10克，桔梗10克，生地黄10克。将所有材料入砂锅，用水煎服，每日1剂，服2次。

# 沙眼的中医疗法

## 刮痧疗法

| 对症取穴 |
|---|
| 头部：瞳子髎穴、阳白穴、睛明穴 |
| 背部：大椎穴 |
| 下肢部：太冲穴 |

| 时间 | 运板 | 次数 |
|---|---|---|
| 10~15分钟 | 角刮法 | 30次 |

头部对症取穴

**阳白穴**
前额部，当瞳孔直上，眉上 1 寸。

**睛明穴**
面部，距目内眦角上方 0.1 寸的凹陷处。

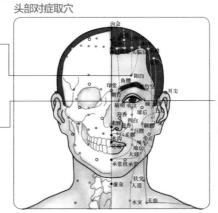

**瞳子髎穴**
面部，目外眦弯，眼眶骨外缘。

## 滴眼疗法

**药材**：桑叶、菊花、白矾适量。
**用法**：用药材煎水约 300 毫升，澄清，每次取 100 毫升洗眼，3 次为一个疗程。

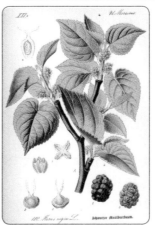

桑叶

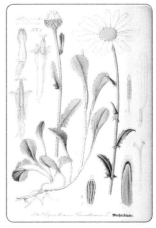

菊花

● 中医专家教你的小窍门

养成良好的卫生习惯，不用手揉眼。毛巾、手帕要勤洗、晒干。

托儿所、学校、工厂等集体单位应注意卫生管理，对沙眼病人应积极治疗。加强理发室、浴室、旅馆等服务行业的卫生管理，并注意水源清洁。

# ㊄ 青光眼

临床上，青光眼可分为急性青光眼和慢性青光眼两种。根据发病原因，可分为两种类型。单独发生的眼球内压增高是原发性青光眼；由其他眼病引起的眼压增高，是继发性青光眼。

## ● 病因病机

青光眼是眼科的一种疑难病，种类很多，常见的分急性和慢性两类，是一种眼内压增高且伴有角膜周围充血、瞳孔散大、视力急剧减退、头痛、恶心、呕吐等主要症状的眼病。对视力危害极大，是一种常见疾病。因检测时可见瞳孔带有青绿色，故有此名。

## ● 诊断依据

以急性充血性青光眼为例进行介绍。

1. 发病急，眼压迅速增高。触摸眼球，感到十分坚硬。用眼压计测定，发现眼压高于正常值（正常值为 15 ~ 25 毫米汞柱）。

2. 视物模糊，看灯光周围有彩色圈，也叫做虹视。随着病情发展，视力迅速减退，甚至失明，称为绝对期青光眼。

3. 常常会出现眼痛、头痛，甚至恶心呕吐的症状，往往误诊为其他内科疾病。因此，头痛、眼痛较剧者，应注意可能是青光眼。

## ● 常用中医疗法

青光眼患者可以选用拔罐疗法。让患者采取坐位，在对穴位皮肤进行常规消毒后，先用三棱针在穴位上点刺，然后用闪火法将罐吸拔在点刺的穴位上，留罐 15 ~ 20 分钟。每日或两日 1 次。

也可以选用刮痧疗法。选取头部的丝竹空穴、攒竹穴、睛明穴，上肢的合谷穴，下肢的足三里穴，运用面刮法，每穴刮拭 40 次。

另外，还可以选用下面的饮食疗法。

桂圆红枣汤：桂圆肉 20 克，红枣 20 枚。将桂圆肉、红枣同煮成汤。每日 1 剂。

豆糕：扁豆 35 克，豌豆 35 克，米粉 250 克。把扁豆、豌豆磨成粉，放入米粉，做成一定的形状，蒸成豆糕，分次食用。

# 青光眼的中医疗法

## 拔罐疗法

让患者采取坐位，在对穴位皮肤进行常规消毒后，先用三棱针在穴位上点刺，然后用闪火法将罐吸拔在点刺的穴位上，留罐15～20分钟。每日或两日1次。

背部对症取穴

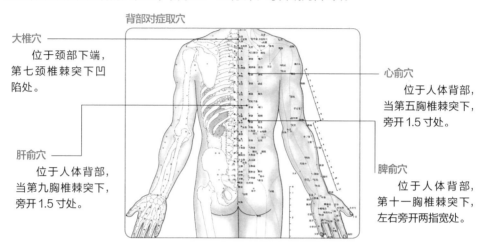

**大椎穴**
位于颈部下端，第七颈椎棘突下凹陷处。

**肝俞穴**
位于人体背部，当第九胸椎棘突下，旁开1.5寸处。

**心俞穴**
位于人体背部，当第五胸椎棘突下，旁开1.5寸处。

**脾俞穴**
位于人体背部，第十一胸椎棘突下，左右旁开两指宽处。

## 刮痧疗法

| 对症取穴 |
| --- |
| 头部：丝竹空穴、攒竹穴、睛明穴 |
| 上肢部：合谷穴 |
| 下肢部：足三里穴 |

| 时间 | 运板 | 次数 |
| --- | --- | --- |
| 20分钟 | 面刮法 | 40次 |

头部对症取穴

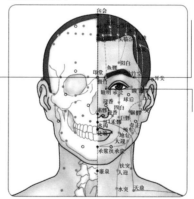

**攒竹穴**
面部，当眉头凹陷中，约在目内眦上。

**丝竹空穴**
人体的面部，眉梢凹陷处。

**睛明穴**
面部，距目内眦角上方0.1寸的凹陷处。

### ●中医专家教你的小窍门

保持愉快的心情。生气、忧虑以及精神受刺激，很容易导致眼压升高，引起青光眼，因此平时要放松心情，保持愉快的情绪，避免不必要的烦恼。

保持良好的睡眠。睡眠不安和失眠，容易引起眼压升高，诱发青光眼。老年人睡前最好洗脚，喝牛奶，以帮助入睡。尤其是眼压较高的人，更要睡好觉。

避免在光线暗的环境中工作或娱乐。在暗室中工作的人，每隔1～2小时最好走出暗室或适当开灯照明。

# ⑦⑥ 白内障

白内障是由于新陈代谢或其他原因发生晶体全部或部分混浊，而引起视力障碍的眼病。

## ● 病因病机

现代医学认为，老化、遗传、代谢异常、外伤、辐射、中毒和局部营养不良等可引起晶状体囊膜损伤，使其渗透性增加，丧失屏障作用，或导致晶状体代谢紊乱，使晶状体蛋白发生变性，形成混浊。

## ● 诊断依据

先天性白内障：常见于婴幼儿，生下来即有。晶状体混浊可能不是全部，也不会继续发展，对视力的影响决定于混浊的部位和程度。

外伤性白内障：由于晶状体囊穿破或爆裂而引起，前者是穿孔性外伤，后者是迟钝性外伤的后果。

并发性白内障：是由严重的虹膜睫状体炎、绝对期青光眼、化脓性角膜溃疡及糖尿病等疾病引起的。检查时除晶状体混浊外，还可有其他异常，如角膜混浊、虹膜粘连等。

老年性白内障：常常是两眼进行性的视力减退。多发于年龄在 45 岁以上的人群，检查时可见晶状体内有灰白色混浊，没有其他异常。

## ● 常用中医疗法

白内障患者可以选用按摩疗法。选取阳白穴，属足少阳胆经，在前额部，瞳孔直上，眉上 1 寸。用弯曲大拇指的指节处，由内而外轻刮穴位处，有特殊的酸痛感觉。每天早晚各 1 次，每次左右各（或双侧同时）刮按 1 ~ 3 分钟。还可选用刮痧疗法。

另外，还可以选用下面的饮食疗法。

山药红枣粥：山药 60 克，红枣 30 克，粳米 100 克。将山药切成粒状，与红枣、粳米共煮成粥，粥成后加糖调味即可，分 2 次食用。

黑豆桂圆羹：黑豆 30 克，桂圆 15 克。将黑豆、桂圆洗净，加适量水一起以小火炖煮，煮至豆熟后即可服食。

# 白内障的中医疗法

## 按摩疗法

按摩阳白穴是治疗白内障的好方法，阳白穴在眉毛正中直上1寸。白，明也，主治一切目疾使目光明，故名阳白。

自我按摩法：用弯曲拇指的指节处，由内而外轻刮穴位处，有特殊的酸痛感觉。每天早晚各一次，每次左右各(或双侧同时)刮按1~3分钟。

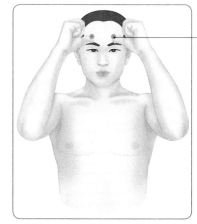

**阳白穴**

属足少阳胆经的穴道，两眼平视，瞳孔直上，在眉毛直上1寸处。

## 刮痧疗法

| 对症取穴 |
| --- |
| 头部：鱼腰穴、睛明穴 |
| 背腰部：肝俞穴、肾俞穴 |
| 下肢部：足三里穴 |

| 时间 | 运板 | 次数 |
| --- | --- | --- |
| 20分钟 | 角刮法 | 40次 |

头部对症取穴

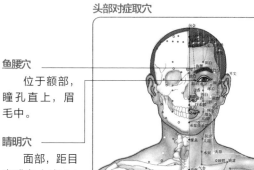

**鱼腰穴**

位于额部，瞳孔直上，眉毛中。

**睛明穴**

面部，距目内眦角上方0.1寸的凹陷处。

●中医专家教你的小窍门

避免过于强烈的紫外线照射。在阳光照射强烈时，出门最好佩戴防紫外线的太阳镜。

限制热量摄入，研究表明，过度肥胖者白内障发病率比体重正常者高出30%左右。

# ⑦ 慢性鼻炎

慢性鼻炎是鼻腔黏膜和黏膜下层的慢性炎症。比较早期的慢性鼻炎常表现为鼻黏膜的慢性充血肿胀，称慢性单纯性鼻炎，若发展为鼻黏膜和鼻甲骨的增生肥厚，则称慢性肥厚性鼻炎。

## ● 病因病机

慢性鼻炎主要症状为鼻堵塞，轻者为间歇性或交替性鼻堵塞，重者为持续性鼻堵塞，鼻分泌物增多。急性鼻炎主要症状为鼻堵塞和分泌物增多，早期为清水样鼻涕，后变为黏液脓性鼻涕。过敏性鼻炎主要症状是突然鼻痒、打喷嚏、流清涕、鼻塞，且反复发作。

邻近的慢性炎症长期刺激或畸形，导致鼻发生通气不畅或引流阻塞，可造成鼻炎。一些慢性疾病如内分泌失调、长期便秘、肾脏病和心血管疾病以及缺乏维生素A或维生素C都可能导致鼻炎。吸烟、喝酒过度可影响鼻黏膜血管舒张和收缩，继而引起鼻炎。鼻腔用药不当或过量过久也会形成药物性鼻炎。

## ● 诊断依据

1. 鼻塞：可呈交替性，即左侧卧时左鼻腔阻塞；右侧卧时右鼻腔阻塞。

2. 鼻涕多：呈黏液性、黏液脓性或脓性。

3. 可有嗅觉减退，头胀头昏，咽部不适。

4. 检查鼻腔发现：鼻黏膜弥漫性充血、鼻甲肿胀、黏膜表面或仅于鼻腔底部有分泌物积聚，而中鼻道及嗅沟没有脓液。这也是与副鼻窦炎的区别所在。

## ● 常用中医疗法

慢性鼻炎患者可以选用按摩疗法。选取迎香穴和天突穴，迎香穴在鼻翼外缘中点旁，当鼻唇沟中；天突穴在颈部，当前正中线上，胸骨上窝中央。

也可以选用刮痧疗法。选取背部的风门穴，上肢的曲池穴、手三里穴、合谷穴，运用角刮法，每穴刮拭60次。

# 慢性鼻炎的中医疗法

## 按摩疗法

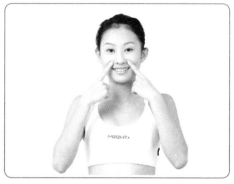

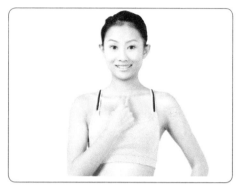

| 按摩部位 | 迎香穴 | 按摩手法 | 指压 |
|---|---|---|---|
| 按摩时间 | 2分钟 | 按摩力度 | 2 |

| 按摩部位 | 天突穴 | 按摩手法 | 指压 |
|---|---|---|---|
| 按摩时间 | 3分钟 | 按摩力度 | 3 |

## 刮痧疗法

| 对症取穴 | | |
|---|---|---|
| 背部：风门穴 上肢部：曲池穴、手三里穴、合谷穴 | | |

| 时间 | 运板 | 次数 |
|---|---|---|
| 30分钟 | 角刮法 | 60次 |

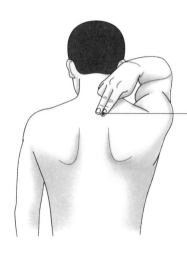

风门穴

在背部，当第二胸椎棘突下，旁开1.5寸。

● 中医专家教你的小窍门

　　加强锻炼，增强体质，预防感冒。在鼻炎早期，按摩可起到很好的治疗效果，所以在发现有鼻炎征兆时要及早治疗。

　　注意保持工作和生活环境里的空气洁净，避免接触灰尘及化学气体，特别是有害气体。

# (78) 慢性单纯性咽炎

慢性单纯性咽炎是一种病程发展缓慢的慢性炎症，常与邻近器官或全身性疾病并存。

## ● 病因病机

急性咽炎反复发作、鼻炎、副鼻窦炎、扁桃体炎等，过度吸烟、饮酒等对咽部造成不良慢性刺激，均会引起慢性咽炎。

## ● 诊断依据

1. 咽部干燥不适，有异物感或胀痛感。

2. 检查发现：咽部充血呈深红色，软腭、咽侧壁肥厚，咽后壁有血管扩张，淋巴滤泡增生；后期出现黏膜干燥，无光泽，有痂皮附着于咽后壁。

## ● 常用中医疗法

慢性单纯性咽炎患者可以选用刮痧疗法。选取颈胸部的扶突穴、天突穴，上肢的太渊穴、合谷穴，下肢的三阴交穴、太溪穴，运用平刮法，每穴刮拭 60 次。

也可以选用按摩疗法。选取孔最穴，手臂向前，仰掌向上，以另一手握住手臂中段处。用拇指指甲垂直下压即是该穴，先按左臂穴位，再按右臂，每次各揉按 1 ~ 3 分钟。

另外，还可以选用下面的饮食疗法。

甜品海带：海带 300 克，适量白糖。将海带洗净，切丝，用沸水烫一下捞出，加适量白糖腌 3 日，可佐餐食用。

橄榄茶：橄榄 2 枚，绿茶 1 克。将橄榄连核切成两半，与绿茶一起放入杯中，冲入开水加盖闷 5 分钟后饮用。

蜂蜜鲜藕汁：鲜藕、蜂蜜各适量。将鲜藕绞汁 100 毫升，加蜂蜜调匀饮服，每日 1 次，连服数日。

# 慢性单纯性咽炎的中医疗法

## 刮痧疗法

| 对症取穴 | | |
| --- | --- | --- |
| 颈胸部：扶突穴、天突穴 | | |
| 上肢部：太渊穴、合谷穴 | | |
| 下肢部：三阴交穴、太溪穴 | | |

| 时间 | 运板 | 次数 |
| --- | --- | --- |
| 30分钟 | 平刮法 | 60次 |

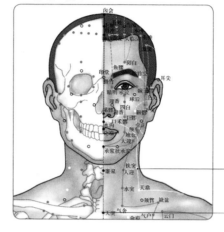

颈胸部对症取穴

**扶突穴**

位于颈外侧部，结喉旁约3寸，当胸锁乳突肌前、后缘之间。

**天突穴**

颈部，当前正中线上胸骨上窝中央。

## 按摩疗法

"孔"是孔隙的意思，最是多的意思，孔最穴是手太阴肺经上的穴位，按摩这个穴位对咽喉炎有一定的辅助治疗效果。

自我按摩法：用拇指指甲垂直下压揉按，先按左臂穴位，再按右臂，每次各揉按1~3分钟。

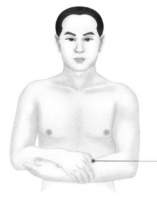

**孔最穴**

手臂向前，仰掌向上，以另手握住手臂中段处。用拇指指甲垂直下压即是该穴。

◉ 中医专家教你的小窍门

避免用嗓过度或大声喊叫、减少操劳、注意休息、适当锻炼身体，及时治疗鼻咽部、口腔疾病。

注意好口腔卫生，坚持早晚及饭后刷牙，纠正张口呼吸的不良习惯。避免吃姜、椒、芥、蒜等对咽部黏膜有伤害的辛辣刺激及油炸之品，多吃一些含维生素C的水果、蔬菜。

空调环境下，要经常开窗通风，增加湿度。避免吸入粉尘、烟雾、刺激性气体。若在粉尘的环境中工作，应戴口罩进行防护。烟为辛热之魁，酒为湿热之最，烟酒对咽部的危害极大。

# (79) 梅尼埃病

梅尼埃病是内耳膜迷路水肿所致的一种内耳病变，常伴有恶心呕吐、面色苍白、出汗以及耳鸣、听力减退、眼球震颤等症状。

## ● 病因病机

梅尼埃病的临床表现为突然发作的眩晕，眩晕时可感到四周景物或自身在旋转或摇晃，梅尼埃病的产生与膜迷路积水膨胀有关，可由变态反应、内分泌紊乱、病毒感染、疲劳、情绪不稳等诱发。另外梅尼埃病的发病与脑部疾病如脑瘤、脑血栓等，心血管疾病如高血压、低血压、动脉硬化等，精神神经系统疾病如癔症、神经衰弱、癫痫等，耳部疾病如前庭神经炎、迷路炎、晕船、晕车等都有关系。

## ● 诊断依据

1. 与环境的关系：长期生活在嘈杂的环境中，耳源性眩晕的可能性最大；在坐船或乘车时发生眩晕，运动时发病的可能性较大。

2. 发生的情况：感觉到自身及周围环境在旋转，常见于脑部疾病；没有感觉外物及自身在旋转，只是站立不稳，常见于心血管疾病。

3. 伴有的症状：伴有恶心呕吐、眼球震颤，应考虑是耳原性眩晕；伴有口吐白沫、抽搐等，应考虑癫痫；情绪激动时头晕加重，应考虑是高血压或动脉硬化。

4. 体格检查。详细检查病人有否高血压、贫血、眼球震颤、中耳炎或者其他疾病。

## ● 常用中医疗法

梅尼埃病患者可以选用拔罐疗法。让患者取俯卧位，对穴位皮肤进行常规消毒后，先用三棱针点刺穴位，随后再用闪火法将罐吸拔在点刺的穴位上，留罐10～15分钟。每日1次。

也可以选用按摩疗法。选取耳门穴，位于人体的头部侧面耳前部，耳珠上方稍前缺口凹陷中，微张口时取穴。用拇指指尖垂直按揉耳门穴，有胀痛的感觉。每天早晚各按揉1次，每次左右两穴各（或双侧同时）揉按1～3分钟。

# 梅尼埃病的中医疗法

## 拔罐疗法

让患者取俯卧位,对穴位皮肤进行常规消毒后,先用三棱针点刺穴位,随后再用闪火法将罐吸拔在点刺的穴位上,留罐10~15分钟。每日1次。

背部对症取穴

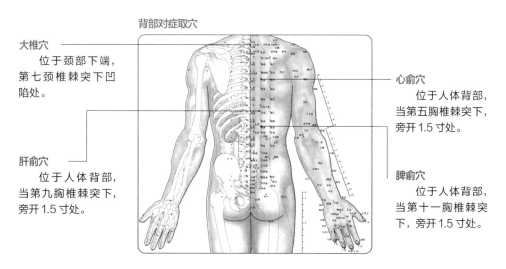

**大椎穴**
位于颈部下端,第七颈椎棘突下凹陷处。

**肝俞穴**
位于人体背部,当第九胸椎棘突下,旁开1.5寸处。

**心俞穴**
位于人体背部,当第五胸椎棘突下,旁开1.5寸处。

**脾俞穴**
位于人体背部,当第十一胸椎棘突下,旁开1.5寸处。

## 按摩疗法

耳门穴在耳垂上的缺口(屏上切迹)前凹陷处,顾名思义,为"耳之门户",故名耳门。按摩耳门穴对治疗梅尼埃病有一定的辅助效果。

自我按摩法:拇指指尖垂直揉按耳门穴,有胀痛的感觉。每天早晚各揉按1次,每次左右两穴各(或双侧同时)揉按1~3分钟。

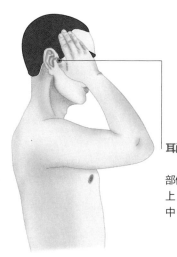

**耳门穴**
位于人体的头部侧面耳前部,耳珠上方稍前缺口凹陷中,微张口时取穴。

# ⑧⓪ 扁桃体炎

扁桃体炎，中医称为"乳蛾""喉蛾"或"莲房蛾"，是扁桃体的一种炎症，主要症状是咽痛、发热及咽部不适感等。

## ◉ 病因病机

扁桃体炎根据临床表现不同分为急性和慢性两种，就诊断和治疗而言，又可分为急性充血性扁桃体炎和急性化脓性扁桃体炎两种。本病常发生于儿童及青少年。

## ◉ 诊断依据

全身症状：起病急、恶寒、高热，体温可达 39～40℃，尤其是幼儿可因高热而抽搐、呕吐、昏睡、食欲不振、便秘及全身酸痛等。

局部症状：咽痛明显，吞咽时尤甚，剧烈者可放射至耳部，幼儿常因不能吞咽而哭闹不安。儿童若因扁桃体肥大影响呼吸时可妨碍其睡眠，夜间常惊醒不安。

检查：急性病人面颊赤红、口有臭味、舌被厚苔，颈部淋巴结，特别是下颌角处的淋巴结往往肿大，并且有触痛。白细胞明显增多。局部检查可见到不同类型扁桃体炎的不同表现。急性充血性扁桃体炎，主要表现为扁桃体充血、肿胀、表面无脓性分泌物。急性化脓性扁桃体炎，则表现为扁桃体及腭弓明显充血，扁桃体肿大，有脓性分泌物。

## ◉ 常用中医疗法

扁桃体炎患者可以选用拔罐疗法，让患者取坐位并低头，在对大椎穴进行常规消毒后，用三棱针迅速点刺该穴，然后在其周围上、下、左、右 0.5 寸处各刺 1 针。最后在穴位局部用闪火法将玻璃火罐吸拔在大椎穴上，并留罐 10～15 分钟，以出血 1～2 毫升为度。这样的治疗每 2 日 1 次，3 次为 1 个疗程。还可以选用刮痧疗法。

另外，还可以选用下面的饮食疗法。

鱼腥草粥：鱼腥草 30 克，大米 100 克，白糖少许。将鱼腥草放入锅中，加适量清水，浸泡 5～10 分钟后，用水煎，去渣取汁，加大米煮成粥，粥成后放入白糖调味服用。或者将鲜鱼腥草择洗干净，切细，待先把大米熬成粥再放入切细的鱼腥草，用白糖调味，再煮沸 2 次即可，每日 1 剂，连续服用 3～5 天。

# 扁桃体炎的中医疗法

## 拔罐疗法

让患者取坐位并低头，在对大椎穴进行常规消毒后，用三棱针迅速点刺该穴，然后在其周围上、下、左、右0.5寸处各刺1针。最后在穴位局部用闪火法将玻璃火罐吸拔在大椎穴上，并留罐10~15分钟，以出血1~2毫升为度。这样的治疗每2日1次，3次为1个疗程。

背部对症取穴

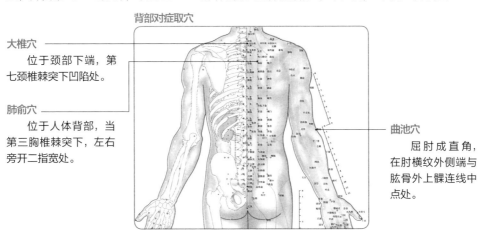

**大椎穴**
位于颈部下端，第七颈椎棘突下凹陷处。

**肺俞穴**
位于人体背部，当第三胸椎棘突下，左右旁开二指宽处。

**曲池穴**
屈肘成直角，在肘横纹外侧端与肱骨外上髁连线中点处。

## 刮痧疗法

| 对症取穴 | | |
|---|---|---|
| 颈部：天突穴 | | |
| 上肢部：合谷穴、鱼际穴、少泽穴 | | |
| 下肢部：内庭穴 | | |

| 时间 | 运板 | 次数 |
|---|---|---|
| 20分钟 | 平刮法 | 50次 |

身体正面对症取穴

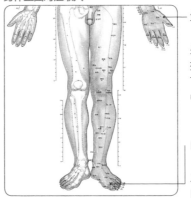

**鱼际穴**
一手手掌轻握另手手背，弯曲拇指，以指甲尖垂直下按第一掌骨桡侧中点的肉际即是。

**内庭穴**
第二趾与第三趾之间，脚叉缝尽处的凹陷中。

### ●中医专家教你的小窍门

搞好环境卫生，保持室内光线充足，空气流通，温度和湿度适宜。加强体育锻炼，尤其是在冬季，增强体质，加强身体对寒冷的适应能力，从而减少扁桃体发炎的机会。

注意劳逸结合，避免过度操劳。保持口腔清洁，可常用温盐水漱口。少吃辛辣刺激性食物，多吃蔬菜、瓜果。

# 81 口腔溃疡

口腔溃疡是口腔黏膜疾病中最常见的溃疡性损害疾病，发作时疼痛剧烈，灼痛难忍。

## ◉ 病因病机

中医学认为本病是由情志不遂、身体虚弱、外感六淫之邪，致使肝失条达、脾失健运、肝郁气滞、郁热化火、虚火上炎熏蒸于口而导致，长期的反复发作将直接影响患者整个机体的免疫功能，引起代谢紊乱，出现口臭、慢性咽炎、便秘、头痛、头晕、恶心、乏力、注意力不集中、失眠、烦躁、发热、淋巴结肿大等全身症状，严重影响患者的工作、生活，甚至有可能造成恶变或癌变。

## ◉ 诊断依据

1. 复发性口腔溃疡的典型表现是初起时有很细的小斑点，伴有灼热不适感，然后逐渐扩大为直径 2 ~ 3 毫米或更大的浅溃疡。溃疡微微有些凹陷，表面有一层淡淡的假膜覆盖，溃疡周围的黏膜由于充血而呈红晕状，灼痛明显。

2. 当溃疡伤口接触有刺激性食物时，疼痛更加剧烈。复发性口腔溃疡的发作有自限性和周期性，一般的复发性口腔溃疡如果不经特殊治疗 7 ~ 10 天后可逐渐愈合，间歇期为几天到数月，长短不等。

## ◉ 常用中医疗法

口腔溃疡患者可以选用刮痧疗法。选取头部的承浆穴，背部的肝俞穴、胆俞穴，下肢的足三里穴、解溪穴，运用角刮法，每穴刮拭 30 次。

也可以选用耳压疗法。选取口、舌、神门、胃、皮质下、内分泌、肾上腺、脾、心对应的部位，每次选 3 ~ 4 穴，把王不留行贴压于所选穴位，每日用力按摩 3 次，每次 10 分钟，双耳交替治疗。

另外，还可以选用下面的饮食疗法。

川贝梨子汤：川贝母 10 克捣碎成末，梨 2 个，削皮切块，加冰糖适量与清水适量，炖服。

菊花猪肝汤：猪肝 1 副，菊花 30 克（用纱布包好），共煮至肝熟，食肝饮汤。

冰糖莲子汤：莲子 30 克（不去莲心），栀子 15 克（用纱布包扎），加适量冰糖，煎汤，食莲子饮汤。

# 口腔溃疡的中医疗法

## 刮痧疗法

背部对症取穴

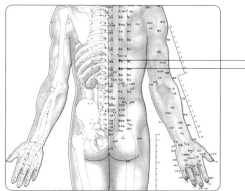

| 对症取穴 |
| --- |
| 头部：承浆穴 |
| 背部：肝俞穴、胆俞穴 |
| 下肢部：足三里穴、解溪穴 |

| 时间 | 运板 | 次数 |
| --- | --- | --- |
| 15分钟 | 角刮法 | 30次 |

**肝俞穴**

背部，当第九胸椎棘突下，旁开1.5寸。

**胆俞穴**

背部，第十胸椎棘突下，旁开1.5寸。

## 耳压疗法

每次选3~4穴，把王不留行贴压于所选部位，每日用力按摩3次，每次10分钟，双耳交替治疗。

| 可选反射区 |
| --- |
| 口、舌、神门、胃、皮质下、内分泌、肾上腺、脾、心 |

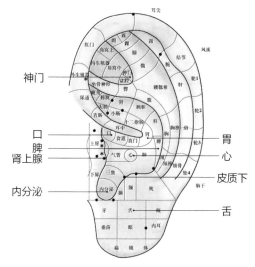

耳壳内面穴位

●中医专家教你的小窍门

注意口腔卫生，避免损伤口腔黏膜。加强体育锻炼，提高机体抵抗力。保持心情舒畅，乐观开朗，避免焦虑。

清淡饮食，多吃新鲜蔬菜及水果，保持大便通畅，防止便秘。少吃辛辣、肥甘厚腻的食物，以减少口腔溃疡发生的机会。

生活起居保持规律，心情舒畅。保证充足的睡眠时间，避免过度疲劳。注意营养均衡，戒除烟酒。

本章看点

- 小儿咳嗽
  按摩与刮痧，让宝宝更舒适

- 小儿腹泻
  按摩与刮痧，日常饮食起居常反思

- 小儿厌食
  按摩与刮痧，调理脾胃

- 夜啼
  按摩与刮痧，夜晚顺畅入梦乡

- 遗尿症
  按摩与贴敷，减轻疲劳与压力

- 小儿便秘
  按摩与刮痧，缓解小儿大便秘结不通、排便艰涩不畅

- 小儿疳积
  拔罐与刮痧，调理脾胃，改善小儿长期营养不良

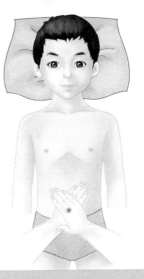

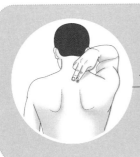

# 第十章
## 儿科疾病的中医疗法

　　小儿的身体十分娇嫩，抵抗能力差，容易生病，而且生病之后大多抗拒打针、吃药。运用一些中医疗法，可以免除小儿打针、吃药之苦，并且毒副作用小。本章针对儿科疾病，提供了相应的中医疗法，可以缓解或治疗小儿病痛。

# ⁸²⃝ 小儿咳嗽

外感咳嗽的患儿，常咳嗽有痰、鼻塞、流涕、头痛。内伤咳嗽的患儿多是久咳，身体略发热，可能干咳痰少，可能咳嗽痰多、食欲不振、神疲力乏、形体消瘦。

## ◉ 病因病机

咳嗽是儿童常见的呼吸系统疾病之一。当呼吸道黏膜有炎症时或受到异物、分泌物、过敏性因素等刺激时，会反射性地引起咳嗽。急性咳嗽若不及时治疗，有可能会转为长期咳嗽，致使病症加重，并可能引发哮喘。

小儿脏腑娇嫩，外感、内伤等多种原因均易伤肺而导致咳嗽。外感风寒，肺气不宣；外感燥气导致气道干燥、咽喉不利，都可导致咳嗽。如果小儿平时就体虚，肺阴虚损，肺气上逆，或者脾胃虚寒、内生痰湿也可引起咳嗽。

## ◉ 特效穴位

丰隆穴：属足阳明胃经的穴位，位于足外踝上8寸，外膝眼与外踝尖连线的中点处。

父母以食指、中指、无名指三指指腹按压（中指用力），每日早晚各按1次，每次1～3分钟。

大杼穴：属足太阳膀胱经，在人体背部，当第一胸椎棘突下，旁开1.5寸。

父母举手抬肘，用中指指腹按压，每次左右各（或双侧同时）揉按1～3分钟。

风门穴：在第二胸椎棘突下，旁开1.5寸处，属于足太阳膀胱经的穴位。

父母举手抬肘，用中指指腹揉按穴位，每次左右各（或双侧同时）揉按1～3分钟。

廉泉穴：属任脉的穴位，在人体的颈部，当前正中线上，结喉上方，舌骨上缘凹陷处。

父母弯曲拇指，由上往下，用指尖扣按穴位，有酸、麻、胀的感觉。每次用左右拇指各揉按1～3分钟，先左后右。

另外，还可以选用下面的饮食疗法。

山药粥：把山药去皮，切成小块放入食品粉碎机内，再加半碗水，将山药加工成稀糊状。然后倒入锅中煮沸，煮的同时要不停地搅动。空腹时食用。

图解小疗法大健康一学就会

# 小儿咳嗽的中医疗法

## 按摩疗法

| | |
|---|---|
| **风寒咳嗽** | 可开天门、推坎宫、揉太阳、运耳后高骨、推攒竹、推三关各200次，掐揉二扇门、顺运内八卦各100次，清肺经、推揉膻中各200次，分推肩胛骨、揉乳旁、揉乳根、揉肺俞各100次 |
| **风热咳嗽** | 可开天门、推坎宫、揉太阳、运耳后高骨200次，清天河水、清肺经、推揉膻中、揉乳旁、揉乳根、揉肺俞各200次，运内八卦100次 |
| **痰湿咳嗽** | 可补脾经、补肺经、揉脾俞、摩中脘、按揉足三里各200次，按揉天突、推揉膻中、揉乳旁、揉乳根各200次，运内八卦100次 |
| **肺虚咳嗽** | 可补肺经、补肾经、推揉膻中、揉乳旁、揉乳根、按揉肺俞各200次，分推肩胛骨、运内八卦各100次，按揉天突200次 |

## 刮痧疗法

**1** 用面刮法，刮拭颈部的廉泉穴、天突穴、人迎穴。 →  **2** 用角刮法，由上而下刮拭前胸的天突穴至膻中穴。 →  **3** 用面刮法，从上而下刮拭肺俞。

| 时间 | 运板 | 次数 |
|---|---|---|
| 20~30分钟 | 面刮法、角刮法 | 20~30次 |

**胸部对症取穴**

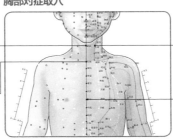

**廉泉穴**
当前正中线上，喉结上方，舌骨上缘凹陷处。

**天突穴**
位于颈部中央，喉结靠下胸骨上方前的凹陷处。

**人迎穴**
喉结部旁1.5寸，在胸锁乳突肌的前缘，颈总动脉之后。

**膻中穴**
位于胸部，当前正中线上，平第四肋间，两乳头连线的中点。

### ●中医专家教你的小窍门

注意小儿的保暖，预防风寒。让患儿适当休息，多饮开水。选用清淡多汁的蔬菜瓜果类或性凉清热、生津利咽的食物。

患儿咳嗽发作期间，忌食油腻、荤腥或过咸过酸的食物。患儿居住的房间要注意通风，保持室内空气流通，避免煤气、烟尘等刺激。

# ⑧⓷ 小儿腹泻

腹泻是指大便增多、粪便稀薄，甚至腹泄如水的一种疾病，发病原因主要是饮食不当、脾胃不和等因素，主要症状为腹泻和呕吐，严重的患儿可能会发生脱水和电解质紊乱。

## ◉ 病因病机

根据病因分为感染性腹泻和非感染性腹泻两种，发病年龄多在2岁以下，1岁以内者约占半数。腹泻在夏秋季发病率最高，是我国重点防治的儿童疾病之一。

轻症小儿腹泻物呈稀糊状、蛋花汤样或水样，可有少许黏冻，但无脓血，每日数次到十多次。患儿大便前可能啼哭，似有腹痛状，亦可有轻度恶心、呕吐。重症患儿一天可以腹泻十几次甚至超过20次，同时伴有呕吐、高热、体倦、嗜睡等现象。

婴幼儿消化系统发育不成熟，分泌的消化酶较少，消化能力还比较弱，容易发生腹泻。再者，婴幼儿神经系统对胃肠的调节功能也比较差，所以，如果饮食稍有改变，比如对添加的辅助食物不适应、短时间添加的辅食种类太多、一次喂得太多、突然断奶、饮食不当、吃了不易消化的蛋白质食物、天气的突然变化、过冷或过热，都可引起幼儿腹泻。

## ◉ 特效穴位

天枢穴：属足阳明胃经的穴位，在中腹部，肚脐左右两侧三指宽处。

父母双手掌心向下，以食指、中指、无名指3个手指头垂直下按并向外揉压，施力点在中指指腹。每天早晚各按1次，每次揉按1~3分钟。

血海穴：属足太阴脾经穴位。屈膝，在大腿内侧，髌底内侧端上2寸处，当股四头肌内侧头的隆起处。

父母用拇指垂直按压穴位，每天早晚各1次，每次左右穴位各按压3~5分钟。

另外，还可以选用下面的饮食疗法。

芹菜汤：选用5根芹菜，连根洗净，切成2~3厘米长的段，倒入2杯水，熬煮至水变成一半为止。然后用纱布挤出芹菜汁频饮。

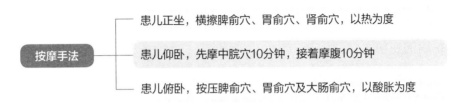

# 小儿腹泻的中医疗法

## 按摩疗法

| 按摩手法 | 患儿正坐，横擦脾俞穴、胃俞穴、肾俞穴，以热为度 |
| --- | --- |
| | 患儿仰卧，先摩中脘穴10分钟，接着摩腹10分钟 |
| | 患儿俯卧，按压脾俞穴、胃俞穴及大肠俞穴，以酸胀为度 |

## 刮痧疗法

**1** 用面刮法刮拭腹部气海穴、天枢穴。

**2** 用面刮法刮拭小腿正前方的上巨虚穴。

**3** 若患儿伴有发热症状可刮拭前臂阳面曲池穴、合谷穴。

**4** 若患儿伴有湿重症状可刮拭小腿外侧阳陵泉穴。

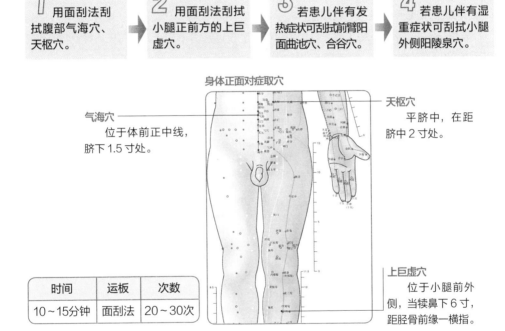

身体正面对症取穴

气海穴
位于体前正中线，脐下1.5寸处。

天枢穴
平脐中，在距脐中2寸处。

上巨虚穴
位于小腿前外侧，当犊鼻下6寸，距胫骨前缘一横指。

| 时间 | 运板 | 次数 |
| --- | --- | --- |
| 10~15分钟 | 面刮法 | 20~30次 |

●中医专家教你的小窍门

穴位按摩前，配合摩腹和揉脐，穴位按摩后对小儿进行捏脊按摩，治疗效果更好。

注意气候变化，适当增减衣物，避免小儿着凉或者过热。加强锻炼，增强体质，提高小儿机体抵抗力。

母乳是6个月以内婴儿最健康的食物，所以最好是母乳喂养。断奶之前给幼儿喂食辅食时要循序渐进、逐渐增加，使幼儿逐渐适应添加辅食的过程。

# 84 小儿厌食

小儿厌食主要是饮食不当、家长喂养不当所导致的小儿偏食。

## ● 病因病机

小儿损伤了脾胃或者食物过于油腻，积滞内停，郁久化热致湿热内蕴或大病之后脾胃气虚、脾虚失运，胃不思纳。症状主要表现为食欲不振而不欲纳食。

## ● 诊断依据

年龄：14 岁以下的儿童。

厌食时间：6 个月及 6 个月以上。

食量：3 岁以下儿童每天谷类食物摄取量不足 50 克，3 岁以上儿童每天谷类食物摄取量不足 75 克，同时肉、蛋、奶等摄入也极少。

营养调查：蛋白质、热能摄入量不足标准的 70% ~ 75%，矿物质及维生素摄入量不足标准的 5%。

生长发育：除遗传因素外，身高和体重均低于同龄正常平均水平；厌食期间身高、体重未增加。味觉敏锐度降低，舌菌状乳头肥大或萎缩。

## ● 特效穴位

俞府穴：属足少阴肾经的穴位，在人体的上胸部位，人体前正中线左右三指宽处，锁骨正下方。

父母举小儿双手，用拇指指尖垂直揉按胸前两侧、锁骨下的穴位。每天早晚左右各（或双侧同时）揉按 3 ~ 5 分钟。

另外，还可以选用下面的饮食疗法。

梨汁粥：鲜梨 3 个，粳米 100 克，将梨洗净，连皮切碎，加水适量，用小火煎煮 30 分钟，捞出梨块，加入淘洗干净的粳米，煮成粥食用。梨也可不去核，但要去籽，因为梨核的营养和治疗功效也很强。

西红柿汁：西红柿数个。将新鲜西红柿洗净，入沸水中泡 5 分钟，取出剥皮，包在干净的纱布内用力绞挤，滤出汁液即可。此汁不宜放糖。

# 小儿厌食的中医疗法

## 按摩疗法

| 脾失健运 | 可补脾经、补胃经、按揉足三里、揉中脘各200次，运内八卦100次，摩腹、揉板门、推四横纹各200次，达到健脾和胃的目的 |
|---|---|
| 脾胃气虚 | 可补脾经、揉脾俞、揉胃俞、按揉足三里、摩腹、揉中脘各200次，运内八卦100次，捏脊5次，推三关、揉外劳宫、揉脐各200次，以健脾益气 |
| 胃阴不足 | 可补胃经、补脾经、揉胃俞、揉脾俞各200次 |

## 刮痧疗法

 用垂直按揉法刮拭双手的四缝穴。

 用平面按揉法刮拭小腿阳面的足三里穴和足内侧面的公孙穴。

腿脚部对症取穴

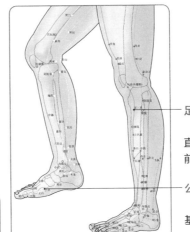

**足三里穴**
在外侧膝眼下直下3寸，距胫骨前嵴一横指处。

**公孙穴**
在足部第一跖骨基底内侧前下方。

| 时间 | 运板 | 次数 |
|---|---|---|
| 10~20分钟 | 面刮法 | 20~30次 |

⚫ 中医专家教你的小窍门

　　父母要给孩子做出好榜样。事实表明，如果父母挑食或偏食，则孩子多半也会挑食。

　　家长要注意引导。当孩子不愿吃某种食物时，父母应当有意识有步骤地去引导他们品尝这种食物，既不要无原则地迁就，也不要过分勉强。

　　家长要努力创造良好的就餐气氛。要使孩子在愉快的心情下进餐。不要使用补品来弥补孩子营养的不足，要耐心给孩子讲解各种食品的味道来增加其进餐的欲望。

# 85 夜啼

小儿每到夜间间歇啼哭或持续不已，甚至通宵达旦，而白天一切正常，就是夜啼，人们习惯上将这些孩子称为"夜啼郎"。

## ● 病因病机

小儿在饥饿、尿布潮湿、有便意、室温过高或过低、被子过厚、强大噪音的刺激等情况下的啼哭，是生理性啼哭，家长不必过分担心，需要注意的是病理性夜啼。

病理性夜啼有以下几种：先天不足、后天失调引起的脾寒，使患儿气血不通，入夜后腹痛而啼哭；患儿心火太盛，内热烦躁，不能安睡而啼哭；母乳喂养或进食不节制，导致患儿乳食积滞，腹部胀痛不能安眠而啼哭。

脾寒夜啼的患儿啼哭声软，用手按其腹部，手脚发冷，伴有腹泻；心热夜啼患儿面红耳赤，烦躁不安，哭声响亮，便秘，小便短黄；食积夜啼的患儿夜间阵发啼哭，腹部胀满，呕吐，大便酸臭。

## ● 夜啼的预防

预防宝宝夜啼要从孕期开始，孕妇应饮食清淡，营养均衡，不过食寒凉、燥热的食物。哺乳期间要注意保养，少吃辛辣肥腻、不易消化的食物。

治疗宝宝夜啼最重要的是要注意养成宝宝日醒夜睡的习惯，白天尽量不要让宝宝睡得太多。让宝宝临睡前解净小便，夜间少喂奶。宝宝睡觉时要熄灯。

宝宝如果每逢喝奶时或喝完奶后爱哭，排便稀软有酸臭味，很可能是胃肠道疾病所致；如果宝宝有发热现象，可能是由于体内炎症所致。以上情况要到医院进行检查和寻找病因，从而对症治疗。

## ● 特效穴位

三阴交穴：属足太阴脾经经脉的穴位，在人体小腿内侧，足内踝上缘四指宽，踝尖正上方胫骨边缘凹陷中。

父母以拇指指尖垂直按压小儿穴位，每天早晚各一次，每次左右足各揉按1～3分钟。

# 夜啼的中医疗法

## 按摩疗法

常用手法：清补脾经150次，揉外劳宫150次，运内八卦100次，按揉耳后高骨穴150次（双侧），揉百会100次，摩腹、揉中脘各100次。

若有便溏者为脾胃虚寒，应加推上三关100次；若兼烦躁不安，哭时面赤唇红者，为心经积热，应加清心经、清肝经各150次，揉掐五指节150次；若兼睡中惊惧，唇与面色乍青乍白者，应加捣小天心。每日推拿1次，4天为1个疗程。

## 刮痧疗法

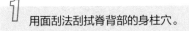

1 用面刮法刮拭脊背部的身柱穴。

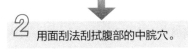

2 用面刮法刮拭腹部的中脘穴。

3 用平面按揉法刮拭小腿正前方的足三里穴。

身体正面对症取穴

中脘穴
位于前正中线上，脐中上4寸处。

足三里穴
位于外侧膝眼下直下3寸，距胫骨前嵴1横指处。

| 时间 | 运板 | 次数 |
|------|------|------|
| 10~15分钟 | 面刮法 | 20~30次 |

### ●中医专家教你的小窍门

对于幼儿的夜啼，家长应仔细地观察护理。在排除了饥饿、尿布潮湿等生理性原因后，如果幼儿仍有夜啼，应请医生检查，找出原因给予治疗。

养成幼儿良好的睡眠习惯。夜间要保持环境安静平和，以免幼儿受到惊吓。孕妇和乳母不宜吃寒凉或辛辣的食物。幼儿的饮食温度应适中，同时要注意幼儿的腹部保暖。

# 86 遗尿症

遗尿指的是小儿在睡眠中不知不觉地排尿，一般以 5 ~ 15 岁儿童较多见。孩子如果 5 ~ 6 岁以后还经常性尿床，每周两次以上并持续达六个月就是"遗尿症"。

## ● 病因病机

遗尿俗称"尿床"，轻则数夜一次，重则每晚遗尿数次，而且患儿不容易叫醒，即使叫醒过来，也是迷迷糊糊。一般以 5 ~ 15 岁儿童较多见，但也有少数人一直到成年还继续遗尿。5 岁以下儿童的遗尿不属病态。

患儿因为没有接受排尿训练，没有养成良好的夜间排尿习惯，所以容易夜间尿床。睡眠环境或气温突然变化也可能导致小儿遗尿。

## ● 诊断依据

体格检查：体格检查的重点是腹部的触诊、生殖器的检查，以及神经系统的检查。另外应观察脊柱下端外观有无小凹及皮肤异常，如病史中有排尿异常，还需观察儿童排尿情况，大多数遗尿症儿童在体格检查中无异常发现。

实验室检查：应进行尿常规或尿培养检查以排除尿路感染、慢性肾脏疾病等。进行尿比重测定以排除因缺乏血管加压素所致的遗尿，多数遗尿患儿的病因并不复杂，只有少数病例需要详细的检查。

另外，还可以选用下面的饮食疗法。

猪肉黑豆羹：取猪肉 500 克，黑豆 100 克，同煮烂，食之。

鸡肠粉：取鸡肠 1 具，剖开洗净，焙干研成粉末，每日 2 次，每次 5 ~ 10 克，温开水送服。

# 遗尿症的中医疗法

## 按摩疗法

神阙穴是人体任脉上的重要穴位之一，它与人体的生命活动密切相关，经常按摩神阙穴，可以使人体真气充盈、精神饱满，并对腹痛肠鸣、水肿膨胀、泻痢脱肛、中风脱症等有独特的疗效。

家长用左手手掌掌心对准肚脐，覆盖在肚脐上，右手手掌覆盖于左手掌背，双手掌同时出力，揉按穴位，有酸痛感。每次左右手上下互换，各揉按1～3分钟。

神阙穴
位于肚脐正中尖。

## 贴敷疗法

| 对症取穴 |
| --- |
| 神阙穴、关元穴、中极穴 |

药物：菟丝子、金樱子、五味子、覆盆子、桑螵蛸、补骨脂、山茱萸、仙茅、益智仁各60克，丁香、肉桂各30克，研末。
用法：取调匀的药末用酒精调成糊状，敷在穴位上，用胶布固定，20天1个疗程。

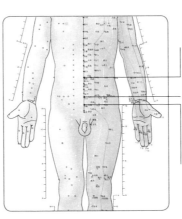

神阙穴
位于人体的中腹部，脐中央。
关元穴
位于人体的下腹部，前正中线上，当脐中下3寸。
中极穴
位于下腹部，前正中线上，当脐中下4寸。

●中医专家教你的小窍门

白天应注意不要让孩子过度疲劳。要让孩子养成睡觉之前排空小便再上床的习惯。鼓励孩子在排尿中间中断排尿，然后再把尿排尽，以训练并提高孩子膀胱括约肌控制排尿的能力。

每日适当控制饮水量，晚饭前后要少喝水。

# (87) 小儿便秘

便秘是指大便秘结不通，排便时间延长，或想要大便而艰涩不畅的一种病症。具体症状为大便干硬难解，或隔 2 ~ 3 天甚至更长时间才排便一次。

## ● 病因病机

中医认为小儿便秘是饮食不当、乳食积滞、肝脾郁结、气滞不行和燥热内结、肠液干涸等所致。一年四季均可发生，并不局限于干燥季节。小儿因喝水太少，尤其夏天出汗多，肠内水分被吸收，也可能致使大便太干燥而引起便秘。

营养不良、贫血、缺乏维生素 $B_1$、运动量少导致的腹肌无力、肠胃传送功能失常，也可使小儿便秘。食物过于精细，缺少纤维素，对肠壁刺激不够，也可引起便秘。

患儿平时没有形成规律性的排便习惯，虽然有排便的感觉，可能由于贪玩而有意识地抑制便意，时间长了，排便的反射敏感度降低，堆积于肠内的大便被吸收更多水分也可导致便秘。

便秘对患儿的生长发育影响较大，主要表现为大便干结、干燥难解，且伴有腹痛、腹胀等现象。小儿便秘可分为功能性便秘、习惯性便秘和器质性病变所致的便秘。功能性便秘多由进食过少、食物中纤维过少等饮食因素引起；习惯性便秘多由于经常抑制排便而产生；器质性病变所致的便秘多由于直肠或其他全身疾病而导致。

另外，还可以选用下面的饮食疗法。

菜汁汤：鲜菠菜或白菜适量，煮汤饮用。

萝卜汁：胡萝卜用榨汁机取汁，在胡萝卜汁中加适量白糖，共煮 2 ~ 3 分钟，温服。

松子仁粥：大米 100 克煮粥，熟前放入松子仁 30 克，煮至粥成，加白糖调味给患儿食用。

杏仁羹：杏仁 20 克，山药 50 克，核桃仁 20 克，蜂蜜适量。将杏仁、山药、核桃仁洗净，去皮打碎和匀，加蜂蜜，加水适量煮沸服用。

# 小儿便秘的中医疗法

## 按摩疗法

| 实热便秘 | 可清大肠、退六腑、运内八卦各500次，按揉阳池穴300次，摩腹约5分钟，按揉足三里穴1分钟 |
|---|---|
| 虚寒便秘 | 可补脾经、清大肠、推三关各300次，按揉阳池穴、揉肾俞穴、捏脊、按揉足三里穴各1分钟 |

## 刮痧疗法

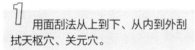
用面刮法从上到下、从内到外刮拭天枢穴、关元穴。

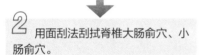
用面刮法刮拭脊椎大肠俞穴、小肠俞穴。

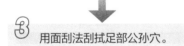
用面刮法刮拭足部公孙穴。

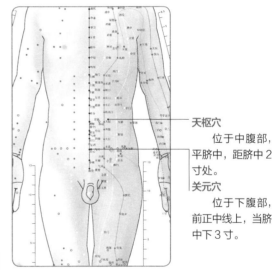

**天枢穴**
位于中腹部，平脐中，距脐中2寸处。

**关元穴**
位于下腹部，前正中线上，当脐中下3寸。

| 时间 | 运板 | 次数 |
|---|---|---|
| 10～15分钟 | 面刮法 | 20～30次 |

●中医专家教你的小窍门

小儿应适当增加户外活动，增加抗病能力。应培养小儿按时排便的习惯。

小儿便秘时应该多吃蔬菜水果。喝牛奶时可适量添加一些蜂蜜，可润肠通便。

穴位按摩对治疗小儿便秘有很好的效果，如果再配合揉腹和捏脊，治疗效果更好。

第十章　儿科疾病的中医疗法

# 88 小儿疳积

小儿疳积是一种常见病症，是指由于喂养不当，或由多种疾病的影响，使脾胃功能受损而导致全身虚弱、消瘦、面黄、发枯的慢性病症，即平常所说的营养不良，多发于 1 ~ 5 岁儿童。

## ● 小儿疳积的预防

年龄较大的儿童应控制巧克力、膨化食品、油炸食品等高蛋白、高脂肪、高热量食物的摄取，防止引起营养失衡。

喂养小儿要定质、定量、定时，纠正小儿贪食、爱吃零食、偏食、饥饱不均等不良的饮食习惯。

按时给婴儿添加辅食。出生 4 ~ 6 月后的婴儿，即使母乳充足，也要有计划、有步骤地给婴儿添加辅食。添加时应掌握先稀（如菜汤、米汤、果汁等）、后干（如奶糕、蛋黄等）、先素（如菜泥、豆制品等）、后荤（如鱼泥、肉末等）、先少后多的原则，在 1 ~ 2 岁间选择适当的时间断奶。

经常带小儿到户外呼吸新鲜空气、晒太阳以增强体质。

## ● 诊断依据

1. 恶心、呕吐、不思饮食、腹胀、腹泻。

2. 烦躁不安、哭闹不止、睡眠不实、喜欢俯卧、手足心热、口渴喜饮、两颧发红。

3. 小便混浊、大便时干时溏。

4. 面黄肌瘦，头发稀少，头大脖子细，肚子大，精神不振。

另外，还可以选用下面的饮食疗法。

山药粥：干山药片 100 克，小黄米 100 克，白糖适量。将米淘洗干净，与山药片一起碾碎，入锅，加水适量，熬成粥，加白糖调味，给小儿喂食。

鹌鹑蛋粥：鹌鹑蛋 100 克，粳米 50 克。将鹌鹑蛋洗净、煮熟、去壳，粳米洗净。将粳米煮粥，将熟时，下入鹌鹑蛋即可。每日 2 次，空腹服食，连服 5 日。

# 小儿疳积的中医疗法

## 拔罐疗法

先将罐吸拔在上脘穴上，施以单纯火罐法，留罐5~10分钟。随后用三棱针四缝和鱼际两穴使其轻微出血。除此以外，也可以在患儿背部脊柱两侧采用走罐法，以皮肤潮红为标准。每日1次。

将罐吸拔在上脘穴上，留罐5~10分钟

↓

用三棱针点刺四缝穴、鱼际穴至轻微出血

↓

在膀胱经循行线上施以走罐法

## 刮痧疗法

| 对症取穴 |
| --- |
| 背部：哑门穴、身柱穴 |
| 胸腹部：中脘穴、天枢穴 |
| 下肢部：足三里穴 |

| 时间 | 运板 | 次数 |
| --- | --- | --- |
| 10~15分钟 | 角刮法、面刮法 | 30次 |

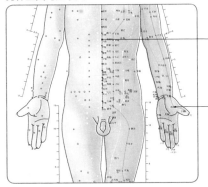

身体正面对症取穴

**上脘穴**
位于上腹部，前正中线上，当脐中上5寸。

**鱼际穴**
一手手掌轻握另手手背，弯曲拇指，以指甲尖垂直下按第一掌骨桡侧中点的肉际处即是。

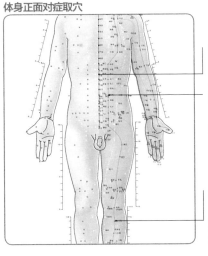

体身正面对症取穴

**中脘穴**
位于前正中线上，脐中上4寸处。

**天枢穴**
位于中腹部，平脐中，距脐中2寸处。

**足三里穴**
位于外侧膝眼下直下3寸，距胫骨前嵴1横指处。

> **●中医专家教你的小窍门**
>
> 患此病的小儿平时要注意饮食的平衡，不可挑食，不要过饱。另外，还要讲究饮食卫生，防治各种肠道传染病和寄生虫。

**图书在版编目（CIP）数据**

图解小疗法大健康一学就会 / 于雅婷，高海波主编
. —— 南京：江苏凤凰科学技术出版社，2020.5
ISBN 978-7-5713-0598-7

Ⅰ . ①图… Ⅱ . ①于… ②高… Ⅲ . ①常见病 – 中医
疗法 – 图解 Ⅳ . ① R242-64

中国版本图书馆 CIP 数据核字 (2019) 第 224832 号

**图解小疗法大健康一学就会**

| | |
|---|---|
| 主　　　编 | 于雅婷　高海波 |
| 责 任 编 辑 | 樊　明　倪　敏 |
| 责 任 校 对 | 杜秋宁 |
| 责 任 监 制 | 方　晨 |

| | |
|---|---|
| 出 版 发 行 | 江苏凤凰科学技术出版社 |
| 出版社地址 | 南京市湖南路 1 号 A 楼，邮编：210009 |
| 出版社网址 | http://www.pspress.cn |
| 印　　　刷 | 天津旭丰源印刷有限公司 |

| | |
|---|---|
| 开　　　本 | 718mm×1 000mm　　1/16 |
| 印　　　张 | 15 |
| 插　　　页 | 1 |
| 字　　　数 | 200 000 |
| 版　　　次 | 2020年5月第1版 |
| 印　　　次 | 2020年5月第1次印刷 |

| | |
|---|---|
| 标 准 书 号 | ISBN 978-7-5713-0598-7 |
| 定　　　价 | 35.00元 |